Frauenarbeit

in der

Armen- und Krankenpflege,

Daheim und im Auslande.

Geschichtliches und Kritisches

von

Amélie Sohr.

Zum Besten der Ferien-Colonien.

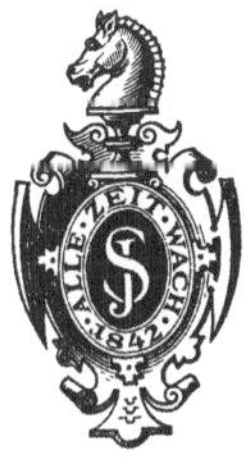

Springer-Verlag Berlin Heidelberg GmbH 1882

ISBN 978-3-662-32158-4 ISBN 978-3-662-32985-6 (eBook)
DOI 10.1007/978-3-662-32985-6

Ihrer

Kaiserlichen und Königlichen Hoheit

der

Frau Kronprinzessin

des Deutschen Reiches und von Preussen

gewidmet.

Euer

Kaiserliche und Königliche Hoheit

haben huldreichst gestattet, dass ich die in diesen Blättern niedergelegten Erträge fleissiger Studien und Beobachtungen Höchstdenselben ehrfurchtvollst zu Füssen legen darf.

Sie danken dem herzerquickenden Zuspruch, der verständigen, wissens- und sachkundigen Belehrung Euer Kaiserlichen und Königlichen Hoheit die werthvollsten Anregungen und Bereicherungen. Sie mussten auf flüchtige Skizzen beschränkt bleiben, bei deren Aufzeichnung es mir vor Allem darauf ankam, dem neuen Berufsfelde, welches der Frauen Arbeit sich darbietet, fleissige und ernste Arbeiterinnen, verständnisswarme und werkthätige Freunde zu gewinnen.

In Thaten — so hoffe ich — werden die deutschen Frauen ihren Dank aussprechen für die treue Fürsorge und die liebevolle Theilnahme, mit welcher Ew. Kaiserliche und Königliche Hoheit die Wege geebnet haben, auf denen die neuen Arbeitsaufgaben liegen, deren treue Erfüllung und einstige Vollendung ein schönes nationales Frauenwerk abschliessen soll.

In tiefster Ehrerbietung

Euer Kaiserlichen und Königlichen Hoheit

treu gehorsamste Dienerin

Amélie Sohr.

Inhalt.

I.

Die Frauenarbeit in der Armen- und Krankenpflege ist erst seit etwa funfzig Jahren aus dem stillen und engbegrenzten Kreise der Privatwohlthätigkeit in das weite Gebiet des öffentlichen Lebens übergetreten. Mit diesem Uebertritt wurde sie Gegenstand der öffentlichen Besprechung in der Presse und Literatur. Was bis dahin in der sogenannten guten alten Zeit, die bis in das zweite Drittel unseres Jahrhunderts hineinreicht, als Frauen-Vereinsbildungen hier und dort bemerkbar wurde, theils um für specielle wohlthätige Zwecke Geld zu sammeln, theils um bei besonderen Unglücksfällen, wie die Cholera-Epidemien in den dreissiger Jahren und die daraus entspringenden Nothstände, werkthätige Verpflichtungen zu übernehmen, überdauerte nicht die Zeit des Bedürfnisses und der Befriedigung dieser socialen Forderungen. Das eigentliche Arbeitsfeld der Frauen war in den guten alten Tagen das stille Familienhaus. Dort empfing der Darbende seine tägliche Mittagsuppe, seinen Wochengroschen, sein Festtagskleid. Das gute Wort und die hülfreiche Hand der Hausfrau war überall dem Raths- und Hülfsbedürftigen Trost und Rettung spendend. Das ganze deutsche Familienleben der damaligen Zeit trug den Charakter eines tief poetischen Gemüthslebens. Je trübseliger die politische Geschichte dieser Zeit sich gestaltete, dass wir ihre Blätter gern unbeschrieben wüssten, um so fester schlossen sich die Einleitung.

Gebildeten der Nation in dem Cultus des Genius ab, der gerade in der ersten Hälfte unseres Jahrhunderts in der vollen Blüthe stand. Die grössten Denker und edelsten Geister befruchteten das deutsche Geistesleben. So konnte den Menschen der Muth und der Glaube an eine bessere Zukunft nicht verloren gehen. Mit diesen Factoren rechneten sie, innerlich fertig und bereit, still fort, bis die Völkerschlacht bei Leipzig, dieses Facit des gewaltigsten Geschichts - Exempels, den Wartenden das erlösende Schwert in die Hand drückte. Aus seinen blutigen Erfolgen erwuchsen den deutschen Frauen ihre ersten Aufgaben in dem öffentlichen Leben. Was die Frauen jedes Alters damals Unvergessliches geleistet haben, das steht in den Annalen des am 3. August 1814 zum Andenken an die Königin Luise von Preussen gegründeten Luisen-Orden, dieser würdigsten Anerkennung deutscher Frauentugend und -Ehre verzeichnet.

Es war der erste freiwillige Dienst der Frauen in der Pflege der Kranken und Verwundeten. Der grosse Augenblick schuf ihn. Das innerste Bedürfniss der erbarmenden Liebe, dieser schönste Grundzug echter Humanität, welchen Gott in das Frauengemüth gelegt hat, trieb das züchtige Weib hinaus aus der stillen Abgeschiedenheit des Familienhauses in das wüste Schlachtgetümmel, an die Lagerstätte der sterbenden Helden. Und die Kriege der letzten dreissig Jahre haben es wieder bewiesen, wie es recht eigentlich die in die Domäne des Frauenherzens hineingeborne Mission der Krankenpflege ist, welcher der Vorrang unter den Aufgaben gebührt, die in ihren Zwecken und Zielen der Frau eine berechtigte und selbstständige Stellung im öffentlichen Leben und in der bürgerlichen Gesellschaft erschliessen. Auf keinem andern Arbeitsfelde nimmt die Frau, neben und mit dem Manne arbeitend, einen so wirksamen Antheil an den grossen Problemen, die heutzutage in der Reform der hygienischen, wirthschaftlichen, sittlichen und socialen Zustände gipfeln.

Dem Volke lehren, wie es die einfachen Gaben der Natur, Luft, Licht, Wasser, stätig zu achten hat; ihm lehren, wie es die hauptsächlichsten Bedingungen einer gesunden und normalen Entwickelung des äusseren wie des inneren Menschen in verständiger und praktischer Benutzung dieser Naturgaben an sich zu erfüllen hat: das heisst die Sonde anlegen an die faulen Stellen unserer socialen Zustände. Denn wo wir den Menschen sich dieser Bedingungen einer menschenwürdigen Existenz entäussern sehen, da begegnen wir überall dem Siechthume, der sittlichen Verkommenheit, dem Elend und dem Verbrechen.

Das schaffen wir nicht durch blosse Moralpredigten fort, sondern nur dadurch, dass wir selbst Hand anlegen, Gottes Barmherzigkeit auf uns nehmen und sie in die Werkthätigkeit umsetzen, welche der edelste und wahrhaftigste Menschenfreund, Jesus Christus, nicht blos gepredigt, sondern auch an der leidenden Menschheit praktisch ausgeübt hat. Seine weltlichen Apostel sind die Aerzte. Ihre Culturmission erstreckt sich über das Weltall, soweit Leib und Leben der Menschen Pflege, Rettung und Erhaltung bedürfen. An der Seite dieser Apostel ist den Frauen die Stelle angewiesen, die ich als die erste unter ihren Aufgaben im öffentlichen Leben hervorgehoben habe. Wo auch Beruf und Pflicht den Arzt an das Krankenbett führen, überall sind die pflegende Hand, der umsichtige Blick, das ernste Pflichtgefühl und die geduldige Liebe der Frau seine unentbehrlichen Gehülfen.

In dieser Erkenntniss sind unsere Stammesgenossinnen in England uns längst vorangegangen. Vornehme und gebildete Frauen haben dort diese Erkenntniss in die That der freiwilligen Krankenpflege am Bette des Armen, in die Ausübung aller damit verbundenen mühevollen und niederen Dienste umgesetzt, während bei uns in Deutschland befangene Vorurtheile und unklare Anstandsbegriffe noch bis heute die Befriedigung dieser dringendsten aller humanen Forderungen erschweren oder ihre Erfüllung ausschliesslich kirchlich organisirten Schwesterschaften überlassen. Freilich waren derartige zwiespaltige Bedenken von vornherein ausgeschlossen bei den Frauen eines Landes, in welchem seit einem Jahrhundert innerhalb scharf aber gerechtgezogener Schranken des Gesetzes der Volksgeist frei und kraftvoll sich entwickeln konnte, wo der confessionelle Druck der Kirche — so fest sie auch in sich gegründet ihre die heils- und glaubensbedürftigen Seelen zusammenfassende Herrschaft aufrecht erhält — doch nirgends über diese priesterliche Mission der Seelsorge hinaus die freie Meinungsäusserung verurtheilen und die Gewissen beunruhigen darf; wo Conflicte in den socialen und volkswirthschaftlichen Verhältnissen, Um- und Neubildungen in dem Staats- und Volksleben nicht durch zwingende Machtsprüche Einzelner, vielmehr durch das unbeschränkte Wort, die gereifte Urtheilskraft und die unentwegte Theilnahme der Gesammtheit der Nation ihre Lösung und Erfüllung fanden. Diese grossen Traditionen eines in seinen Grundprinzipien klar und fest gegründeten Staats- und Verfassungslebens waren die Geleitsbriefe der englischen Frauen in das öffentliche Leben.

An jeder Stelle, wo Neigung oder Beruf ihnen eine selbständige Wirksamkeit im öffentlichen Leben zugetheilt hatte, da schätzte man nicht blos die von ihnen gezeitigten Früchte dieser Wirksamkeit; man ehrte gleich hoch, was diesen Früchten Inhalt, Kraft und Dauer verleiht, den sittlichen Ernst, die Tugend des Weibes. Damit ward den Frauen ein Gefühl von Sicherheit gegeben, dessen die Bildung zu ihrem Fortschritt, die Arbeit zu ihrem Erfolge bedarf. Auch erklärt sich daraus die Erscheinung, dass die englischen Frauen von jeher an den politischen, volkswirthschaftlichen und socialen Einrichtungen und Bewegungen ihres Landes mit Kopf und Herz sich betheiligten, dass sie auf diesen Gebieten die gründlichst und bestunterrichteten ihres Geschlechtes sind. Ihr eigenartiger Wandertrieb, der sie im ununterbrochenen Verkehr mit dem europäischen Continent und in den vielseitigsten Beziehungen zu den aussereuropäischen Ländern erhält, schärfte ihnen den Weltblick. Manche treffliche Ideen und Vorschläge aus Frauenmund- und Schrift haben in den praktischen Einrichtungen des englischen Staates Anerkennung und Eingang gefunden.

Der Weltblick ist das Fundament des richtigen Sehens und Handelns. In den Zeiten des Kampfes und der Krisen, welche das deutsche Volk während der Jahre 1847 bis 1849 bestanden hat, ging auch den deutschen Frauen dieser Weltblick auf. Doch blieben ihnen bei diesem Gewinne schwere Versuchungen nicht erspart. Der brausende Gährungsstoff der Revolution lagerte an der deutschen Frauenseele eine Menge unreiner und unklarer Elemente ab. Innerlich unbegriffen geblieben, lebten sie sich in der hässlichen Erscheinung der Emancipirten aus, die heute nur noch ein unheimlicher Spuk die Erinnerung derer streift, welche jene Conflictsstadien und ihre Auswüchse in der deutschen Frauenwelt mit durchlebt haben. Nicht lange ertrug das reine und sittliche Gefühl des deutschen Weibes diese fremden Anfluthungen. Schnell vollzog sich deren Ausscheidung. Was aber edel und vorbildlich in diesem Fremden dem deutschen Gemüthe näher getreten war, das verstand die deutsche Frau mit der, dem deutschen Geiste eigenthümlichen Assimilationskraft, in sich aufzunehmen und deutschem Wesen, deutschem Gebrauche und Bedürfnisse anzupassen.

Seit die Grenzpfähle in Deutschland gefallen sind, seit nach dem Auslande hin die Verkehrswege und

-Mittel der Entfernung spotten, seit die deutsche Wissenschaft und Forschung in allen Zonen der Erde ihre Werkstätten aufgeschlagen hat, nimmt deutsche Art und deutsches Geistesleben eine tonangebende Stimme in dem internationalen Ringe ein, welcher alle Geister der gebildeten Welt als Zusammengehörige umfasst.

In dieser Zusammengehörigkeit hat nun die deutsche Frau der Gegenwart die Culturaufgaben zu fassen, welche die Zukunft an die Gesammtheit der Frauen stellt: Eine für Alle und Alle für Eine dem grossen Ziele zuzustreben: ein gesundes, ein gesittetes und ein gebildetes Volk zu erziehen! —

II.

Frauenvereine nach den Freiheitskriegen.

Nach den Befreiungskriegen löste sich ein Theil der freiwillig constituirten Pflegerinnen-Vereine auf; ein anderer Theil verwandelte sich in Vereine, welche „als zum Wohle des Vaterlandes“ — sich ausschliesslich der Pflege der noch zurückgebliebenen Verwundeten, der Unterstützung der Invaliden, der Wittwen und Waisen Gefallener widmeten. Unter diesen waren die hervorragendsten die in Ost-Preussen zum Angedenken der Königin Luise von den Prinzessinnen des königlichen Hauses von Preussen, in Baiern von der Königin Carolina, in Baden von der Grossherzogin Stephanie gegründeten Vereine. Auch ihre Existenz ging in der allmäligen Erschöpfung der Mittel unter. Eine stätige Lebenskraft bewahrten nur vereinzelte aus den Jahren 1812 bis 1815 hervorgegangene freiwillige Vereine, indem sie den Krankenpflegeberuf mit der öffentlichen Armenpflege verbanden und damit für ihre Thätigkeit einen weiteren Umfang gewannen. In dieser neuen Form constituirten sich im Grossherzogthum Sachsen-Weimar 1815 der patriotische Verein, im Königreich Württemberg 1816 der Landes-Wohlthätigkeitsverein, beide unter dem Protectorate ihrer Landesfürstinnen, Erbgrossherzogin Marie und Königin Katharina, Töchter des russischen Czarenhauses. Die freie Reichsstadt Frankfurt am Main bildete ebenfalls nach dem Schlusse der Befreiungskriege ihre Kriegs-Pflegerinnen-Vereine in freiwillige Armenpflege-Vereine um. Als solcher besteht noch heute der Frankfurter Frauenverein und besorgt in solidarischer Vereinbarung mit den städtischen Behörden die Vertheilung von Geldunterstützung an verschämte und arbeitsunfähige Arme, von Suppen an Kranke, sieche und alte Leute; die Gewährung von Arbeitsmaterial an arbeitsfähige Frauen und die Vermittelung der Arbeit und des Erwerbes.

Die kirchlichen Schwesterschaften.

Eine Anzahl Frauen aus den höheren Gesellschaftsclassen Deutschlands befriedigte den inneren Drang, im Dienste der Pietas zu schaffen, mit dem Eintritt in die geistlichen und weltlichen Orden beider Confessionen, die katholischen klösterlichen Genossenschaften und die evangelischen Diaconissen-Häuser. Diese Schwesternschaften gewährten neben dem erwünschten Arbeitsfelde frommer Werkthätigkeit anständige Wohnung und Unterhalt. Der mystische Zug dieser Genossenschaften, verbunden mit hülfsbereiter Nächstenliebe, räumte ihnen eine Art bevorzugter Stellung in der Welt ein. In den Kreisen, denen diese Ordensschwestern durch Geburt angehörten, wob diese Stellung einen Nimbus von Heiligkeit um die Person, der wahrhaft bestrickend auf die jugendlichen Gemüter wirkte und dem Marthadienste des Herrn eine Menge weltmüder Seelen zuführte. Ihr Krankenpflegedienst blieb fast ausschliesslich auf die Ordenshospitäler beschränkt. In Kriegszeiten, bei verheerenden Epidemien wurden sie verwendet, wo der numerische

Kräftebestand der vom Staat, Communen und Privaten gestellten Pflege nicht ausreichte. Nur auf besondere Reclamation und bei Entbehrlichkeit in dem Mutterhause waren sie für die Privatkrankenpflege zu erlangen. So blieb bis in die neuste Zeit in Deutschland der Mangel an freiwilliger, stets erreichbarer und geschickter Krankenpflegekunst, welche unabhängig von bindenden Verpflichtungen und confessionellen Beschränkungen die Kranken in ihren Behausungen aufsucht und pflegt, überall schwer empfunden. Die bezahlten Wärterinnen, welche im niederen Dienste der Hospitäler standen oder ein Privatgewerbe daraus machten, stellten ein in der Zahl wie in der Beschaffenheit ungenügendes und rohes Material dar. Die einzelnen Laienverbände und Anstalten für Ausbildung von Krankenpflegerinnen konnten damals weder numerisch, noch in ihren Leistungen befriedigen, weil es ihnen an der gründlichen theoretischen und praktischen Ausbildung gebrach, die nur eine längere, im Hospitaldienste verbrachte Lehrzeit geben kann. — Am empfindlichsten wurde der Mangel an ausreichender Krankenpflege auf dem Lande fühlbar. Die Hülfsmittel, welche in der Stadt durch die Hospitäler gegeben sind, fehlen dort gänzlich. Die von den Diakonissenhäusern eingerichtete Gemeindepflege, die sich auch auf das Land erstreckte, und meist eine sehr zweckmässig organisirte ist, konnte diesem Mangel nicht genügende Abhilfe gewähren, weil der Bedarf die Mittel der Gewähr überstieg. Und dieselben Verhältnisse bestehen noch heute. So musste z. B. in dem Dorfe Krusendorf bei Kiel im Jahre 1880 eine einzige Schwester aus dem Kieler Mutterhause nicht nur die Krankenpflege während einer schnell und heftig ausgebrochenen Scharlach und Diphtheritis-Epidemie allein besorgen; sie musste sogar die Functionen eines Unterarztes mit übernehmen, weil ein solcher in der Nähe des Dorfes nicht erreichbar war. Auf die Nothwendigkeit

Mangel an Krankenpflegerinnen auf dem Lande.

„dass eigentlich in jeder Dorfgemeinde eine unabhängige „Pflegerin am Orte sein müsse“ macht schon Albert Döll in Bremen aufmerksam. Man lese nur die Berichte aller der Pflegeanstalten, der Mutterhäuser, Diakonissen- und barmherzigen Schwester-Genossenschaften; überall die gleiche Klage, dass das Arbeitsfeld sich schneller als die Zahl der Pflegekräfte vergrössert.

Eintritt gebildeter Frauen in den Pflegeberuf ohne kirchliche Organisation.

Zwingt sich da nicht die Vorstellung auf, dass hier noch eine grosse Lücke auszufüllen ist? Liegt es da nicht nahe, sich nach neuen weiteren Kräften für das reiche Arbeitsfeld umzusehen, das von den bestehenden Orden, Genossenschaften und Vereinen bei Weitem nicht ganz bestellt werden kann? Darf man zweifeln, dass dieses Feld auch den weiten Kreisen gebildeter Frauen aufgeschlossen werden muss, denen es zwar nicht an Fähigkeiten und Herz für die Krankenpflege mangelt, die aber vermöge ihrer innersten Ueberzeugungen nicht im Stande sind, in eine kirchlich organisirte Schwesterschaft einzutreten?

Wir sind von der innigsten Ueberzeugung durchdrungen, dass es eine der wichtigsten Aufgaben aller humanitären Bestrebungen sein muss, diesen Kreisen den Eintritt in den Beruf der Krankenpflegerinnen zu ermöglichen und wir sind von derselben festen Ueberzeugung durchdrungen, dass dies nur auf Grund einer neu zu schaffenden Organisation, einer nationalen deutschen Bildungsanstalt für Krankenpflegerinnen in der Hauptstadt des Reiches mit Aussicht auf Erfolg geschehen kann.

In dieser Anstalt wären Pflegerinnen zu erziehen, „welche ohne an ein bestimmtes Bekenntniss oder an „kirchliche Formen gebunden zu sein, sich frei von „jedem Zwange fühlen als demjenigen, welchen ihnen „die Pflicht und die Sorge für die Erhaltung eines guten „Namens auferlegt, welche es als einen Ruhm betrachten,

„ihre Existenz zu verdienen mit einer Beschäftigung, „welche mehr als irgend eine andere zum Wohl der „Menschheit gereicht (Dr. Runge)."

Kirchliche Rücksichten bleiben immer eine lähmende Schranke bei einem Berufe, der die volle bedingungslose Hingabe an seine thatkräftige Ausübung verlangt, eine Hingabe, welche äusserer Kundgebungen der Frömmigkeit nicht bedarf, weil an sich diese frei gewählte und frei geübte Hingabe eine tiefe und wahre Religiosität der Pflegerin voraussetzt, eine Religiosität ohne welche die christliche Liebe in der Erfüllung ihrer humanitären Aufgaben überhaupt nicht gedacht werden kann. Und wir sind überzeugt, dass eine solche Religiosität die angeborene und anerzogene Mitgift eines jeden guten und gebildeten Frauengemüthes ist — wie viel mehr eines Frauengemüthes, welches den ernsten und entsagungsvollen Beruf der Krankenpflege aus freier Wahl ergreift.

Conflicte innerhalb der geistlichen Genossenschaften vermeidbar.

„Was Ihr gethan habet einem unter diesen meinen „geringsten Brüdern, das habet ihr mir gethan" (Matth. Cap. 25) mit diesen Worten legt Christus den Segen Gottes ohne jede Voraussetzung in die That. — Der Krankenpflegedienst darf nicht dem kirchlichen Dienste unterstellt werden. Dies haben sogar einzelne geistliche Pflegegenossenschaften in ihrem Bestreben anerkannt, die Conflicte auszugleichen, welche das Kirchenthum durch den Dualismus des Kirchlichen und Weltlichen gerade in dem Pflegeberufe hervorgerufen hatte, indem die Vorgesetzten des Hauses im Einverständniss mit den geistlichen Vorgesetzten eine Disciplinirung des doppelten Dienstes herstellten, bei welcher dem hauptsächlichsten — dem Pflegedienste, das ihm zustehende Vorrecht möglichst ungeschmälert bleibt. Die Kundgebungen dieses Bestrebens treten z. B. rühmlich hervor bei der Krankenpflege in den Diakonissenhäusern in Schleswig Holstein, den Bethanien-Krankenhäusern in Breslau, Kreuznach und andern mehr. Ich selbst gebe der Anerkennung dieses Bestrebens um so aufrichtigeren Ausdruck, als die dankbare Erinnerung an die im October und November vorigen Jahres im St. Josephshospiz der barmherzigen Schwestern zu Potsdam genossene liebevolle Pflege diesen meinen Bemerkungen die Vollgiltigkeit der Erfahrung verleiht. Die kleine Schwestern-Genossenschaft stammt aus dem Mutterhause in Trier. Sie wurden ursprünglich als Waisenmütter in das im Jahre 1854 zu Potsdam erbaute Rettungs- und Waisenhaus gesendet. Die Kriege von 1866, 70 und 71 erweiterten ihre Mission und theilten ihnen den Krankenpflegeberuf zu, welchem seitdem sechzehn Schwestern unter Leitung einer Oberin in Stadt und Hospital neben ihren eigentlichen erziehenden Aufgaben treu und unermüdlich obliegen. Ueber die kleine gemüthliche Heilstätte verbreitet sich die Milde und Duldung, die eines Jeden individuelle Gefühle und Aeusserungen schont und achtet. Ob das Gelübde des Ordens diesen Herzenseigenschaften zum Grunde liegt, oder ob sie der reine Ausfluss wahrer Christenliebe aus dem Gemüthe der Pflegerin sind, danach fragt der Kranke nicht. Für ihn ist die Wirkung, nicht die Ursache von bestimmendem Einfluss auf sein Vertrauen zu der Pflegerin. Dem Zusammentreffen dieser Herzenseigenschaften mit einer trefflichen praktischen Schulung ist wohl die Vorliebe zuzuschreiben, mit welcher im In- und Auslande der Pflegedienst der barmherzigen Schwestern vielfach begehrt wird.

Soeurs de l'Espérance.

Ich will hierbei auch der in der Schweiz und Italien bestehenden Filialen der Genossenschaft der Soeurs de l'Espérance aus dem Mutterhause in Bordeaux gedenken. Mit seltener Geschicklichkeit und Tüchtigkeit in dem Pflegeberufe ausgerüstet darf ihnen von den Schwester-Genossenschaften ihres Vaterlandes und der angrenzenden Länder unbestritten der Ehrenplatz zugestanden werden, welchen ihr ehrwürdiges Alter, und ihr weit über die

Grenzen Frankreichs hinausreichender Segen ihnen in der Reihe der weltlichen wie geistlichen Genossenschaften einräumt. Eine hundertjährige Geschichte ist mit ihren verheerenden Stürmen im Staats- und Volksleben Frankreichs an diesem stillen Asyl vorübergegangen. Seine Räume bergen Frauen aller Stände, die dort ihre Ausbildung empfangen, um ausschliesslich in Haus und Familie der ihrer bedüftigen Kranken ihren Pflegeberuf auszuüben. Das Entgeld, welches für ihren freiwilligen Liebesdienst, ein fest normirtes, entrichtet wird, bildet die einzige Einnahmequelle, aus welcher die Ausgaben bestritten werden, die nicht blos das Mutterhaus, auch die im Auslande, wie in Italien, Schweiz und anderweit errichteten Filialen bedingen. Streng in ihrem confessionellen Bekenntnisse, Glauben und Kirchendienste, sind sie in der Ausübung ihres Berufes Humanisten in der vollsten Bedeutung des Wortes. Weder fragen sie nach dem Glaubensbekenntnisse des Kranken, noch streben sie danach, seine Seele für ihre Kirche zu gewinnen. Ihre Thaten allein legen Zeugniss ab von ihrem geräuschlosen Dasein. Die Welt erfährt nur davon, wo die dankbare Tradition Derer davon berichtet, die sie als die pflegenden, tröstenden und rettenden Geister ihres Hauses zu preisen wissen.

Oeffentliche Armen-verwaltung. Ausserhalb der geistlichen Ordensverbindungen war in Deutschland im Allgemeinen die öffentliche Armen- und Krankenpflege bis zum Jahre 1830 der Verwaltung der Regierungs-, Stadt- und Landgemeinde-Behörden unterstellt. Selbst die Hospitäler der Ordensgesellschaften durften sich der Controle der Regierungsbehörden nicht entziehen. Diesen stand das Recht der Berufung des ärztlichen Personals zu, welches über die Verwaltung des Hospitals und die Verpflegung der Kranken an die Provinzialbehörden zu berichten hatte. Auch die Verwaltung und Verwendung der freiwilligen Geschenke, Legate, Stiftungen, Collecten gehörten zum Ressort der Staats- und Communalbehörden, welche in den offiziellen Blättern dem Publikum alljährliche Rechenschaft darüber ablegten. Noch heute besteht diese wohlorganisirte Verwaltung der öffentlichen Armen- und Krankenpflege in allen deutschen Staaten und darf besonders in den Städten Berlin, Breslau, Elberfeld, Hamburg, Bremen, Kiel, Schleswig als eine in ihren Einrichtungen wie Leistungen mustergültige hervorgehoben werden. Die in den letzten funfzig Jahren in freiwilligen, unabhängigen Frauenvereinen sich auslebende Vereinsthätigkeit fand somit ein gut vorbereitetes Arbeitsfeld und wurde von den Communalbehörden als eine Ergänzung und Erleichterung ihrer zunehmenden Arbeitslast willkommen geheissen. Das Hauptverdienst dieser Frauen-Verbindungen bestand und besteht noch heute darin, den verschämten Armen, welche nicht, wie der notorische Bettler ihre Zuflucht in den Armenhäusern suchen konnten, den Weg der Selbsthülfe zu bahnen und die Mittel dazu, das ihnen mangelnde Arbeitsmaterial, den Verkauf und den Vertrieb der gefertigten Arbeit zu beschaffen.

Thätigkeit der Frauenvereine im Anschlusse daran.

Die Urbarmachung dieses bis dahin nur wenig cultivirten Arbeitsfeldes bildet in der Entwickelungsgeschichte des Frauen-Vereinslebens aller Nationen eigentlich den Keim, aus welchem alle weitere Vereinsthätigkeit herausgewachsen ist. Ich bin dieser charakteristischen Erscheinung aufmerksam nachgegangen. Nicht blos Deutschland und Oesterreich, auch England, Schweden, die Schweiz, Frankreich und Italien weisen dieselbe Erscheinung auf. Um nur ein Beispiel aus nicht deutschen Landen und aus jüngster Zeit anzuführen, mache ich auf die in den letzten zehn Jahren in den italienischen Städten Mailand, Pavia,

Florenz und Genua constituirten freiwilligen Armenpflegevereine aufmerksam. Sie constituirten sich aus Mitgliedern beider Geschlechter. Die Frauen wirkten als Hülfskräfte bei Anschaffung des Arbeitsmaterials, Vertheilung desselben an die arbeitslustigen Frauen und Kinder, und Prüfung der geleisteten Arbeiten. Die Verwaltungsgeschäfte standen ausschliesslich unter männlicher Leitung. Durch die Gnade der Frau Kronprinzessin des Deutschen Reichs, welcher ich die Kenntniss der Berichte und Statuten der in Genua gegründeten „Casa di Lavora“ verdanke, bin ich in Stand gesetzt, von dieser trefflich organisirten Armen-Versorgungsanstalt ein flüchtiges Bild zu geben. Dort war die Arbeitsnoth und das unbefriedigte Erwerbsbedürfniss in den mittleren und niederen Classen der Bevölkerung auf einen Höhepunkt gestiegen, dass Sorge und Hunger manchen redlichen Familienvater an die Strassenecken trieb und in dem Brachliegen tüchtiger Arbeitskraft die Wohlfahrt des Volkes ernstlich bedroht war. Eine Anzahl wackerer Bürger der Stadt trat zusammen „zum Zwecke des Schutzes und der Rettung derjenigen Armen, die, obwohl gesund und arbeitslustig, Arbeit nicht finden können.“ Die Regierung schenkte das Haus. Reichliche Beiträge der „Provinzial-Deputation“, einer durch Signor Barili vermittelten öffentlichen Subscription und die Munificenz der öffentlichen Mildthätigkeit bildeten ein Fundationscapital, mit dessen theilweisen Erträgen im Januar 1881 das Arbeitshaus (Casa di Lavora) eingerichtet und eröffnet werden konnte. Ein Comité von elf Mitgliedern, an dessen Spitze der ebenso wissenschaftlich durchgebildete wie organisatorisch begabte Dr. Amadeo Bert steht, verwaltet die Anstalt. Gesunde und gut beleumundete, eingeborene, auch sonst ein Jahr lang in Genua wohnhafte Arme, weibliche vom siebenten Jahre, männliche vom achtzehnten Jahre ab, geniessen in dem Hause die Wohlthat des Wohnens wäh-

Casa di Lavora in Genua.

rend der vollen Tageszeit, erhalten Arbeit, zu welcher ihnen das Material geliefert wird und werden Mittags beköstigt. Auch wird Arbeitsmaterial und Speiseration ausser dem Hause verabreicht. Die Speiserationen, aus Brod, Suppe, Fleisch, Maccaroni und getrockneten Gemüsen bestehend, werden nach dem Gewichte zugetheilt. Der Erwachsene vom vierzehnten Jahre ab erhält ein Kilogramm, das Kind zwei Drittel Kilogramm. Der tägliche Lohn von 25—30 Pfennig für die Erwachsenen, von 15—20 Pfennig für die Kinder wird am Schlusse der Woche ausgezahlt und dabei gleichzeitig eine doppelte Speiseration gespendet, weil die Casa während des Sonntags geschlossen bleibt. Der Ertrag der Arbeiten fliesst in die Unterhaltungskasse der Anstalt. Sehr geschätzte Handelsartikel, vorzüglich Teppiche, Zelte, Kleidungsstücke aus Floretseide, leinene Fischnetze und Säcke gehen aus dem Hause durch das Land und über die Grenze.

III.

„Gieb dem Volke, was in ihm selbst liegt; belebe in ihm, was es selbst hat; rege die Menschlichkeit, die in ihm selbst liegt, an und thue hierfür dein Möglichstes, so kann es im Wesentlichen und Wenigen, was es bedarf, sich selbst helfen und hilft sich selbst!" So liess Pestalozzi in seinem Volksbuche „Lienhard und Gertrud" den klugen und wackeren Schultheiss Meyer zu dem Gutsherrn Junker Arner sprechen, als dieser sich bei ihm Raths erholte, wie dem Elend und der socialen Verderbtheit seiner Gemeinde abzuhelfen sei. Mit diesem Satze stellte der weise und erfahrene Pädagoge gleichsam ein Grundprincip für alles Zusammenwirken guter und tüchtiger Menschen auf dem weiten Erziehungsfelde hin, welches Volksbildung und Volkswohlfahrt heisst. Der Satz ist gültig geblieben. Wir erkannten seine Wahrheit in den ersten Keimen des Vereinslebens; und weiter erkennen wir sie in den zur Frucht und Ernte gediehenen und mannigfach ausgebreiteten Erfolgen desselben.

Erster deutscher Frauenverein in Hamburg.

In Norddeutschland legte eine Hamburger Frau die ersten Keime einer freiwilligen Frauen-Vereinsschöpfung in den bis dahin nur von den Vätern der Stadt gepflegten Boden des öffentlichen Armenwesens.

Amalie Sieveking.

Amalie Sieveking gründete im Jahre 1831 in Hamburg den ersten deutschen Frauenverein. Mit wenigen Schillingen und fünfzehn Mitgliedern wurde er constituirt.

Ein von Freundeshand geschriebenes Lebensbild und die von der Gründerin selbstverfassten Jahresberichte des Vereins geben einen schönen Einblick in die entschlossene Thatkraft und die ernste Hingabe an den selbst gestellten Lebensberuf. Zuerst Pflegerin in dem Cholera-Hospital zu Hamburg, dann nach Beendigung der Epidemie in ihrem eigenen Hause Erzieherin armer, verwahrloster Kinder, welche sie unterrichtete, dazu die bedürftigsten kleidete und speiste, gelang es ihr bald, für gemeinsames Arbeiten die Herzen und das Verständniss ihrer Mitschwestern in Hamburg zu gewinnen. Durch fünfundzwanzig Jahre hat Amalie Sieveking als Vorsitzende des Vereins, aber auch als treue Mitarbeiterin gewirkt. Der Gesundheitspflege der Armen, besonders der Kinder, schenkte sie eine vorzugsweise Aufmerksamkeit. Nach ihrem Tode legte die würdige Nachfolge der Frau Emilie Wüstefeld den Grund zu der Höhe, auf welcher die musterhafte Organisirung und der tüchtige und kräftige Bestand des Hamburger Frauenvereinslebens sich bis heute erhalten hat, und dessen Wahrung und Mehrung in der Gegenwart Johanna Goldschmidt mit gleicher Treue und Hingabe obliegt.

Der warme Gemeinsinn einer gebildeten Bürgerschaft kam den Bestrebungen des Sieveking'schen jungen Vereins überall liebevoll entgegen. Der Senat schenkte Grund und Boden, auf welchem Armenhäuser errichtet wurden, in welchen schon im Jahre 1834 Arme und Sieche vierundzwanzig Wohnungen zu ihrer Aufnahme bereitet fanden. Ein gleichzeitig erbautes Kinderhospital konnte mit dreissig Betten belegt werden.

Der Geist, aus welchem diese Schöpfungen hervorgingen, war der Geist wahrhaftiger Humanität und Toleranz. Obschon die Gründerin selbst auf dem Boden des streng positiven Bekenntnisses stand, so duldete sie doch nie das Herandrängen einseitiger confessioneller Ansprüche und Beeinflussung. Die Functionen des Vereins blieben streng innerhalb der Grenzen vorgezeichnet, hinter denen „allein die sittliche und reine Lebensäusserung „über den Werth der Person entscheidet." Nach ihrer Rückkehr von England im Jahre 1856 schreibt sie an eine ihr befreundete Fürstin: „Es wäre mir unmöglich, meinen freien Geist in die Fesseln einer Sabbathfeier, wie die sogenannten Frommen dort halten, zu zwängen, ohne an dem zu verlieren, was den Gottesdienst fördern heisst: an meinem innern religiösen Leben." Schärfer noch verurtheilt sie aus ihrem gesunden Religionsgefühl heraus in dem Berichte desselben Jahres, als sie auch persönlich unter dem Zwiespalt der Kirche mit dem Laienthum zu leiden hatte, „die Diener des Herrn, die ihre Mission, Friede und Toleranz zu predigen, verkennen und sich in theologische Streitigkeiten und politische Conflicte leidenschaftlich einmischen und die Gährung der Gemüther steigern."

Frauenvereine entstehen in den norddeutschen Städten.

Die zündende Bedeutung dieses ersten norddeutschen Frauenvereins fand besonders in der schnellen Nachfolge der in der Mitte der dreissiger Jahre in den hervorragendsten Städten Norddeutschlands entstandenen Frauenvereinen ihren Ausdruck. In dieser Nachfolge waren es wieder die See- und Handelsstädte Bremen, Lübeck, Königsberg, Magdeburg, Leipzig, Elberfeld, Breslau, Stettin, Danzig u. a. m., deren Frauen nicht hinter dem vorbildlichen Hamburg zurückblieben. Dem Beispiel der grossen Städte schlossen sich mit ihren Zweig- und Localvereinen die kleinen Städte an. Auf dem Lande und in den Fabrikdörfern waren es die grossen Grund- und Grubenbesitzer, die Fabrikherrn, welche mit ihren Frauen in der privaten, freiwilligen Armenpflege wetteiferten.

Armenfürsorge in den Industriebezirken.

Wer das freundliche, fabrikenreiche Schlesierthal und einzelne Bergwerks- und Landesdistricte Ober- und Niederschlesiens bereist, wird wohlthuend überrascht durch die überall bemerkbare Fürsorge für die arbeitende Bevölkerung. Stattliche Fabrik- und Maschinengebäude sehen wir umgeben von Reihen freundlicher einstöckiger Häuser mit zugehörigen Rasenplätzen und Gärten. Das Schulhaus, die Kirche, das Pflegehaus für die Siechen und Kranken fehlen nicht in der kleinen Kolonie, welche den Familien gegen einen billigen Miethszins Wohnung und behagliches Heimathsgefühl gewährt. Von dem Herrenhause her überträgt sich der Geist des Friedens, der Sitte, der Ordnung und des Fleisses, wie ihn dort die Herrin in dem engeren Bezirk ihrer Pflichten und Sorgen aufrecht erhält, auf die Asyle der Armen. Man wird mir einwenden, dass derart social geordnete Zustände doch nur als einzelne lichte Streifen in die Nachtseiten fallen, welche das kummervolle Loos des Webers am Webstuhl oder der Maschine, die gefahrvolle Arbeit des Bergmannes in den unterirdischen Schachten zu dem härtesten und bittersten Kampf um das Dasein stempeln; dass es doch nur Ausnahmen sind, wie solche aus meiner schlesischen Heimath hier geschildert wurden, und dass diejenigen Männer, welche das Verdienst derselben tragen, die kleine Elite der industriellen Aristokratie — die

Fürsten Pless, die Grafen Henkel, Freiher v. Diergardt, von Thiele-Winkler, die Borsig, Dollfuss, Heye in Gerresheim, Kaufmann, Krupp, Stumm, Websky, — auch nur Ausnahmen sind?

Es mag so sein. Für mich aber liegt die Schätzung nicht in der numerischen Macht, vielmehr und hauptsächlich in der sittlichen Kraft, und in dem Fundament, auf welchem diese sittliche Kraft steht: der Achtung für die hohe Bedeutung des industriellen Standes, der Freude demselben anzuhören und dem Gefühl der traditionellen Verpflichtung gegen den mitarbeitenden Nebenmenschen, dem Bestreben, seinen erarbeiteten und erworbenen Besitz als einen von Geschlecht auf Geschlecht forterbenden zu heben und zu erhalten. Diese socialen Tugenden sind das Geheimniss des Reichthums und der Grösse Englands. Wir reifen erst langsam und allmälig der gleichen Erkenntniss zu. In den Rheinlanden und dem neuen Reichslande Elsass finden wir die Verhältnisse des Arbeitgebenden zu dem Arbeitleistenden am klarsten und sichersten festgestellt, überall die gegenseitigen Forderungen und Rechte geachtet und gewahrt. Daraus erklärt sich, dass unerwartete Stockungen in der Arbeit und dem Verdienst, wie kriegerische und elementare Calamitäten sie mit sich führen, dort nie zum völligen Niedergange der arbeitenden Bevölkerung ausarten, weil die in guten Zeiten vorbereiteten Mittel der Abwehr stets der notorischen Noth die schärfste Spitze abbrechen, weil der Arbeiter in guten Verdienstzeiten einen Spargroschen für sich und die Seinigen zurücklegen konnte. —

Und wo dieser Spargroschen erschöpft war, da breitete sich die warme Hand der Menschenliebe über den Bedürftigen aus. Wie diese warme Hand überall rührig und erfolgreich strebt und schafft, um die gesunde Existenz und die sittliche Hebung des deutschen Volkslebens zu pflegen und zu fördern, davon habe ich selbst einen wohlthuenden Eindruck in der kleinen Luther-Warte Eisenach

in Eisenach. empfangen. Dort sind Männer und Frauen in Vereine zusammengetreten, die Ersteren die Volksbildung im Allgemeinen, die Letzteren die Kinderpflege und Frauenfortbildung mit besonderer Rücksicht auf die hygienischen Verhältnisse zu ihren treu und tüchtig erfüllten Aufgaben sich stellend. Eine unabhängige und freisinnige Bürgerschaft unterstützt sie mit Wort und That. Der Munificenz zweier ihrer angesehendsten Patrizier, der beiden Brüder Herrn von Eichel-Streiber verdankt die Stadt die Erbauung mehrerer gemeinnützigen Gebäude, in welchen Julius von Eichel den pädagogischen und ästhetischen Bedürfnissen mit einem Lehrerinnen-Seminar, einer höheren Töchterschule und einem Theater Befriedigung gab, während sein Bruder dem Bedarf des leidenden Theiles der Bevölkerung mit einem Diakonissen-Krankenhause entgegenkam.

Vereinsleben in Schleswig-Holstein.

Endlich darf das Vereinsleben, welches in den holsteiner und schleswiger Provinzen ein charakteristisch geformtes, recht aus der typischen Eigenart dieses Volksstammes hervorgewachsenes ist, diesen kurzen geschichtlichen Ueberblick über das deutsche Frauen-Vereinsleben in der Armenpflege schliessen. Auf der Basis eines wahrhaftigen und gesunden Conservatismus stehend, haben die Bewohner der Stadt Schleswig seit fast hundert Jahren die Verwaltung der Armen- und Krankenpflege vertrauensvoll in den Händen ihrer Staats- und Communalbehörden belassen. Pietätvolle Stiftungen und Legate schufen Armenhospitäler, Krankenhäuser und Schulen. Die treffliche finanzielle Verwaltung erleichterte der greisen Hinfälligkeit und Noth den Eintritt in diese Alters-Asyle, wo sie gegen billigen Einkauf, auch sonst bei völliger Mittellosigkeit ein unentgeldlich gewährtes lebenslängliches Heim fanden. Vereinsgruppen der Frauen sorgten in selbst verwalteten Suppenküchen nach ärztlicher Verordnung für die Speisung der Armen, vorzugsweise der schwachen und kranken Arbeitsunfähigen in ihren Häusern. Den Dürftigsten wurde Bekleidung geliefert, deren Anfertigung gleichzeitig in Nähvereinen armer Mädchen ein Erwerbsobject bildet. Junge Damen sammelten Pfennige zum Unterhalt von Kinder-Warteschulen. Was die im Jahre 1827 erschienene Geschichte und Beschreibung der Stadt Schleswig darüber berichtet, ist mit wenigen Umwandlungen noch heute dasselbe geblieben. Land und Dorf sind nicht minder wohl geborgen. Dort sind die Gutsfrauen und die Insassen der in den beiden Provinzen zahlreich zerstreuten adlichen Kloster- und Damenstifte treue und fleissige Pioniere in der Armen- und Krankenpflege, sowie in der Erziehung der Volkskinder. Sind doch die alten Adelsgeschlechter Schleswig-Holsteins von jeher die Grundpfeiler gewesen, auf welchen ein kerniger, sittlich gesunder, in sich begnügter und pflichtgetreuer Bauernstamm seine Existenz begründen durfte. Und diese Grundpfeiler und was auf ihnen sich erbaut hat, das schützt dort eine Kirche, deren Diener wahrhaft fromme Priester sind, die Menschlichkeit ihrer Pflegebefohlenen achten und dulden und dafür Liebe und Vertrauen zurückempfangen: diese wirksamsten Erziehungsmittel deren der Seelsorger und Lehrer bedarf.

Gesellschaft freiwilliger Armenfreunde in Kiel.

„Gesellschaft freiwilliger Armenfreunde“ nennt sich der Männer und Frauenverein in Kiel. Er reicht in seinem Bestande aus fast hundert Jahre zurückzählender Zeit bis in die heutigen Tage hinein. Durch die Güte der Stiftsdame Gräfin Fanny von Reventlow in Preetz liegen mir die Berichte der die Gesellschaft bildenden Helfer-Commissionen und der mit ihm arbeitenden Frauenvereine aus den Jahren 1873—80 vor. Der weiblichen Fürsorge ist die Ermittelung der verschämten und verborgenen Armuth, die Beaufsichtigung der Kinder in Schule und Haus zugetheilt. Sie richtete einen Cursus für Hausfleiss ein, schuf eine Frauen-Gewerbeschule nebst einem Vereinsladen, aus welchem den Arbeitssuchenden billiges Arbeitsmaterial geliefert wurde. Das dieser Art von Armenpflege zum Grunde liegende Prinzip der Gewähr- und Gegenleistung ist in dem Volksstamme des holsteiner Landes eine aus dem ihm angeborenen Gerechtigkeitsgefühl hervorgegangene, von einem Jeden respectirte Voraussetzung. —

Viel und tüchtiges sehen wir hiernach allerorts im deutschen Reiche theils angestrebt theils bereits geschaffen. Und doch blieb Eines noch weit hinter dem rührigen Fortschritt zurück, was eigentlich der Kernpunkt aller Armenpflege und ein nicht hoch genug geschätztes Mittel erziehlicher Einwirkung auf das Volk ist. Es musste erst in seiner zwingenden Bedeutung sich geltend machen, als die Erfahrungen des Krieges von 1866 seinen Mangel in der unzureichenden Beschaffenheit des Pflege- und Wartepersonals in grelles Licht setzten.

Was England seit länger als fünfzig Jahren als erste Bedingung der Erziehung des Menschen, gleichviel ob arm oder reich, auf seine Fahne geschrieben hatte: die theoretische und praktische Verwerthung der hygienischen Wissenschaft und Lehre — das galt dem Deutschen damals noch als ein Object des Luxus und die drüben bereits in kräftigster Entwicklung befindliche Ausbildung für die Pflege der Kranken im Hause, wie im Felde, war bei uns lediglich den weltlichen und geistlichen Hospitälern überlassen geblieben.

Gründung des vaterländischen Frauenvereins 1866.

So kurz der Krieg von 1866 in seiner Dauer war und vielleicht gerade darum, stellte er an den Pflegedienst Anforderungen, denen die freiwilligen Krankenpflegerinnen, so redlichen Willen und so eifriges Bestreben sie auch entgegenbrachten, in ihren Leistungen nicht gewachsen waren. Noch vor Beendigung des Feldzuges von 1866 hatte die Königin Augusta von Preussen, gestützt auf die umsichtige Beobachtung der Nothstände im Pflegewesen einen Frauenverein gebildet, der in Berlin am 11. November 1866 dem Tage des Friedens ins Leben trat. Diesem Vereine wurde ausschliesslich die Ausbildung von freiwilligen Krankenpflegerinnen für den Kriegsdienst, die Ausrüstung und Fertigstellung von Kriegs-Pflegematerial übertragen.

Die Kriege von 1870 und 1871 fanden daher die deutschen Frauen für die ihnen zufallenden Aufgaben freiwilliger Pflege im Felde und in Lazarethen fertiger. — In die Organisirung des freiwilligen Pflegedienstes theilten sich die hohen Landesfürstinnen Deutschlands. In Preussen übernahm die Königin Augusta die altpreussischen und östlichen Provinzen und speciell die Lazarethe und Baracken Berlins. Die Kronprinzessin Victoria leitete den Pflegedienst der Verwundeten und Kranken in den neupreussischen Provinzen und dem ganzen Rheingebiete. Sie errichtete selbst ein Barackenlazareth in Homburg vor der Höhe. Bei dessen Einrichtung und Verwaltung trat die gerade als Gast der hohen Frau in Homburg anwesende Miss Florence Lees mit ihren umfassenden Erfahrungen und ihrem praktischen Geschick thatkräftig ein. Die für das dort errichtete Feld-Lazareth, von der Frau Kronprinzessin in Vereinbarung mit Miss Fl. Lees aufgestellten Regulative für die Krankenpflegerinnen erwiesen sich bei ihrer Anwendung als besonders praktisch. Gerade die unmittelbare Nähe des Kriegsschauplatzes forderte rasche und energische Hilfe und eine besondere Sorgfalt musste dem Transport und der Behandlung der Verwundeten zugewendet werden. Die schwersten Verwundeten und Erkrankten blieben in den Lazarethen Süd-Deutschlands zurück. Das Königreich Württemberg, die Grossherzogthümer Baden und Hessen, die Provinz Nassau, die Rheinlande und die Stadt Frankfurt am Main haben die leidensvollen Nachtseiten der siegreichen Schlachten am härtesten empfunden. Aber unvergessen bleibt im Angedenken der deutschen Armee die Opfertreue und die heroische Pflege, welche überall wie eine helle wärmende Leuchte aus dem Herzen und der Hand der süddeutschen Frauen in die Stätten des Schmerzes und des Todes getragen wurden.

Vaterländischer Frauenverein unter dem rothen Kreuz. 1869.

Nach Beendigung des Krieges und Herstellung des deutschen Kaiserreichs unter Wilhelm I, König von Preussen liess es sich die Kaiserin Augusta dringend angelegen sein, die in der internationalen Conferenz von 1869 in Berlin eingeleitete solidarische Verbindung der gesammten deutschen Frauenvereine mit dem preussischen Vaterländischen Centralverein zu befestigen, und in Berlin einen Vaterländischen Central-Frauen-Verein unter dem Rothen Kreuze zu begründen. Es wurden neue Statuten und Grundlagen geschaffen und in der internationalen Conferenz in Frankfurt am Main September 1880 zum Beschluss erhoben, der in seinen Hauptforderungen als ein massgebender von den verbündeten Vereinen anerkannt wurde. Diese Hauptforderungen richteten sich erstens auf die Vorbildung des weiblichen Kriegs-Pflegepersonals, der Kriegsbereitschaft, wofür Mobilisirungspläne und Dienst-Instructionen ausgearbeitet wurden. Zweitens auf die organisirte Hilfsbereitschaft im Frieden bei aussergewöhnlichen Unglücksfällen, Epidemien und elementaren Verwüstungen. Ueber diese Hauptforderungen hinaus blieb den einzelnen Vereinen die Autonomie zugestanden, welche die Befriedigung ihrer speciellen Landesbedürfnisse in der Armenpflege bedingte. In Baden und Württemberg war es vorwiegend die Kinderpflege, die Unterstützung der Frauen in der Erwerbsthätigkeit, die Begründung von Industrie- und Fachschulen, also das erziehende Element, was die dortigen Vereine als das ihnen Nothwendigste erachteten.

Im Königreich Sachsen und Grossherzogthum Sachsen-Weimar wendete sich die Hauptsorgfalt der dortigen Frauen vor allem der Ausbildung zum freiwilligen Pflegedienst im Hause der Kranken zu.

Das eben erschienene Handbuch der deutschen Vereine unter dem rothen Kreuz giebt über diese weit umfassende Thätigkeit der gesammten verbündeten Frauenvereine erschöpfende Auskunft. Daran schliesst sich ein vortrefflicher Artikel: „Das rothe Kreuz und das Völkerrecht" in den drei Nummern 27, 29, 30 der Augsb. Allg. Zeitung, August 1881 ergänzend an. Er giebt in kurzer übersichtlicher Darstellung ein anschauliches Bild von der Gesammtgeschichte dieser grossartigen Weltverbrüderung zum Schutze und zur Wahrung des Lebens und der Rechte der leidenden Menschheit. Und wenn der Verfasser am Schlusse der Kaiserin Augusta den Dank ausspricht, „den die Nation ihr schuldet, „als der deutschen Frauen Erste, treu, ernst und „fest ihren Aufgaben im öffentlichen Leben ge-„recht geworden zu sein" so darf dieser Dank allen deutschen Frauen als Losung gelten, auch ihre erwählten Aufgaben im Dienste der Humanität mit gleichem Ernst, gleicher Treue und Festigkeit zu erfüllen. —

IV.

Thätigkeit der Frauen in England in der Armen- und Krankenpflege.

In dem nachbarlichen England hatte sich fast gleichzeitig mit den norddeutschen Vereinsbildungen eine rege Gesammtthätigkeit der Frauen auf dem Gebiete der Armen- und Krankenpflege entwickelt. Den in Deutschland bereits bestehenden Vereinen brachten die englischen Frauen ein warmes und selbstloses Interesse entgegen. Amalie

Sieveking rühmt es oft, wie ihre Besuchsreisen zu dem in London ansässigen Bruder, der persönliche Austausch von Meinungen und Erfahrungen mit den dortigen gleichen Zielen zustrebenden Frauen, die mit ihnen angeknüpften freundschaftlichen Beziehungen sie selbst in ihrem Wissen und Können gefördert hätten. Dankbar gedenkt sie der ergiebigen Zuschüsse englischer Mildthätigkeit in ihre Vereinskasse. Es verlieh ihrem Lebensabend noch einen besonders erwärmenden Schein, dass gerade im fünfundzwanzigsten Jahre des Bestehens ihres Vereins — 1857 die Ladies' Sanitary Association sich constituirte.

Ladies' Sanitary Association.

Frauen aus den vornehmsten Gesellschaftskreisen und den gebildeten Mittelklassen Londons vereinigten sich zu dem Zwecke, im gemeinsamen Zusammenwirken der intellectuellen und praktischen Kräfte eine über die gesammte Armenbevölkerung von Stadt und Land sich ausbreitende Gesundheits- und Sittenpflege herzustellen. An die Spitze des Vorstandes traten die Erlauchten Prinzessinnen des Königlichen Hauses von England als Patronessen. Was von vorn herein diesem Vereine eine innere Lebenskraft verlieh, die sich ungeschwächt bis heute erhalten hat, war die verständige Einsicht, dass der Beirath erfahrener, fach- und sachkundiger Männer unentbehrlich sei, um die umfangreichen Arbeits-Aufgaben, welche vor den Frauen Londons ausgebreitet lagen, nutzbringend auszuführen. Obschon innerhalb ihres Vereinslebens selbst bis in die Organe der finanziellen Verwaltung hinein lediglich Frauen in allen Ressorts die arbeitenden Kräfte waren, so wurden doch die beirathenden Kräfte als durchaus solidarisch mit ihnen verbunden geachtet. Diese beirathenden Kräfte gehörten der Elite practischer und gelehrter Mediziner, der in Staat, Commune und Kirche einflussreichsten und vornehmsten Persönlichkeiten an. Seit Jahren wirkten diese Männer nicht nur in ihren engeren Berufssphären dahin, die Kenntniss aller populären Wissenschaften im Volke zu verbreiten; sie hatten zu diesem Zwecke eine Corporation geschaffen, das Sanitary Institute for Great Britain, welches in London seinen Hauptsitz hat. Bei der Ladies' Association wurden sie als Ehrenmitglieder geführt. Ihre Betheiligung erstreckt sich hauptsächlich auf Beiträge zu der von den Frauen gegründeten hygienischen Volksliteratur und einem alljährlichen Cursus wissenschaftlicher Vorträge über Hygiene und die dahin einschlagenden Lehrfächer. Diese Vorträge werden nicht blos von den Mitgliedern der Association besucht. Ein zahlreiches Auditorium von Männern und Frauen aus den verschiedensten Ständen bis zur arbeitenden Klasse hinab, bringen stets dem Redner diejenige lebhafte und aufmerksame Theilnahme entgegen, die in ihren allgemeinen Aeusserungen sich als ein eigenartiger nationaler Grundzug im englischen Volke ausspricht.

Erfolge dieser Bestrebungen in England.

Die Früchte dieser vielseitigen Thätigkeit und zahlreicher verwandter Bestrebungen sind nicht ausgeblieben. In keinem Lande sind gesunde hygienische sowie auch national-ökonomische Kenntnisse so allgemein verbreitet, und so in Fleisch und Blut der Bevölkerung übergegangen wie in England. Nirgend herrscht soviel verständiges Interesse für die Vorschriften der Gesundheitspflege und soviel vernünftige Beobachtung derselben. Die Einrichtungen der Häuser, die Ordnung des häuslichen Lebens, die zweckmässige Eintheilung von Arbeit und Erholung, die grosse und durch alle Schichten weit verbreitete Vorliebe für die Spiele und Uebungen in freier Luft, Alles dies legt beredtes Zeugniss dafür ab, dass die hygienische Belehrung tief in das Volk eingedrungen ist. Mit welcher Energie und welchem Erfolge wird an der Bekämpfung der Trunksucht gearbeitet, dieses noch immer weit verbreiteten, wenn auch Dank der achtungs- und nachahmungswerthen Arbeit, die die

Nation an sich selbst und an ihren Sitten vollzieht, in deutlicher und schneller Abnahme begriffenen Lasters. Für die Krankenhäuser und für die Krankenpflege herrscht in allen Kreisen das allgemeinste Interesse und die dieselben betreffenden Fragen bilden einen stehenden Gegenstand der öffentlichen Discussion in den grossen Revuen und der Tagespresse. Es erklärt sich dieses Interesse allerdings auch zum grossen Theil aus dem Umstande, dass die Hospitäler in England nicht Sache der Gemeinde und des Staates wie auf dem Continent sind, sondern dass ihre Erhaltung stets eine Aufgabe der ausschliesslichen privaten Wohlthätigkeit gewesen ist; ein Verhältniss, welches wiederum nur bei der weiten Verbreitung thatkräftigen Gemeinsinnes in jenem Lande möglich ist. Dem allgemeinen Interesse, welches alle Kreise des Publikums dem Hospitalwesen zuwenden, entspricht die Werthschätzung der Krankenpflege, die sociale Stellung der diesem Berufe sich widmenden Frauen, und die Vorliebe, mit der das weibliche Geschlecht, besonders auch aus den höheren und gebildeten Klassen sich seit Jahren in immer vermehrtem Maassstabe diesem Berufe zuwendet. Die Krankenpflege ist dort ein geachteter und gern gesuchter Lebensberuf und Lebensunterhalt für zahlreiche Damen im mittleren und jüngeren Lebensalter geworden, was in Deutschland, wenn man von den kirchlichen Schwesterschaften absieht, bis jetzt in keiner Weise der Fall ist.

Aufgaben der Ladies' Sanitary Association.

Drei Hauptaufgaben stellte das Programm der Ladies-Association; erstens: die Redaction der hygienischen Volksliteratur, zweitens: Vorlesungen über Gesundheits- und Krankenpflege, wie über hauswirthschaftliche Fragen, drittens: die praktische Armenpflege in Stadt und Land.

In sieben bis achttausend Exemplaren gehen die Erzeugnisse der fleissigen Frauenfedern, die Tractate und

Broschüren hygienischen Inhalts alljährlich aus der Office des Vereins hervor und müssen vielfach neu aufgelegt werden. Seit 1875 sind eine Million viermalhundertsechsundsiebzigtausend, einhundertundzwanzig Exemplare der kleinen Tracts in London ausgegeben worden. In Brüssel fanden sie eine so verständnissvolle Anerkennung, dass ein Kursus über Gesundheitspflege und Hauswirthschaft in den dortigen Volksschulen eingeführt wurde.

Hygienische Volksschriften.

Ausser Europa waren es die Vereinigten Staaten von Nord-Amerika, die Missionsstationen in Indien, die Society of Health in der australischen Hauptstadt Melbourne und in Capstadt, wo sie zu gleichen Vereinsbildungen Anregung gaben. Diese kleinen, zwanzig bis dreissig Druckseiten umfassenden Tracts behandeln in populärer und gebildeter Sprache die wichtigsten Fragen des gesundheitlichen Lebens in der Familie und im Hause der Armen. Schlicht und natürlich sind Vorfälle aus dem wirklichen Leben erzählt, wissenschaftliche Erörterungen und praktische Rathschläge darangeknüpft. Aeusserlich gut ausgestattet in Druck und Papier, im Preise auch für den Aermsten erschwingbar, repräsentiren sie im vollsten Wortsinn das, was eine Volksliteratur sein muss, wenn sie in ihrem Leserkreis eine praktische Wirkung und Nutzen erzielen soll.

Eine ähnliche hygienische Volksliteratur auch bei uns zu schaffen, wäre ein dankbares und verdienstliches Unternehmen, ja sogar eine Abhilfe für ein recht dringliches Bedürfniss jetzt, wo die Kernfrage der Gesundheits- und Krankenpflege auf der Tagesordnung steht. Denn was bis jetzt derartiges bei uns in Deutschland in billigen Ausgaben erschienen ist, beziffert sich höchstens auf etwa dreissig bis fünfzig Nummern und trägt keine einzige derselben den Namen einer Frau als Verfasserin. Die billigen, sonst im deutschen Volke colportirten Tractätchen sind zum grossen Theil ausschliesslich auf Rettung des Seelenheiles gerichtet und lassen die Fragen der menschlichen und leiblichen Exsistenz seitwärts liegen. Ihre tendenziöse Färbung schwächt den Eindruck ab, denn auch der gemeine Mann empfindet die Wahrheit des Spruches: „Man merkt die Absicht und man wird verstimmt.“ Wenn alle die rührigen Frauenfedern, die in den Feuilletons der Tagespresse, in Familienblättern und pilzartig aufschiessenden Wochenschriften die überströmende Fülle dess, was das Herz bewegt, ausgiessen oder die brennenden Streitfragen der modernen Frauenbestrebungen in allen Farbenstimmungen auf dem Markte der Publicität spielen lassen, sich den Aufgaben zuwenden wollten, die hierin das öffentliche Leben an die Denkkraft der Frauen stellt, so würden sie sich und dem Leser mehr zu Nutzen und Freuden schaffen.

Hygienische Vorlesungen.

An die Volksliteratur der Ladies-Association schliessen sich die Vorträge der Frauen an. Diese Vorträge (Lectures on Health) bewegen sich hauptsächlich innerhalb des Rahmens der hygienischen Lehren und Vorschriften. Mehr in das Allgemeine breiten sich die Courses on Domestic Science aus. An diese in den sogenannten Versammlungen der Mütter (Mothers Meetings) gehaltenen Vorträge, die das häusliche Leben des Volks, seine Bedürfnisse, seine Kinderpflege und- Erziehung umfassen, knüpfen sich Unterredungen an, in welchen die Frauen der Arbeiter ihre hauswirthschaftlichen und erziehlichen Angelegenheiten gemeinsam und mit der beisitzenden Vereinsdame besprechen. Sind es doch die wichtigsten und heiligsten Interessen, in welchen alle Frauen, ob hoch oder niedrig, ob arm oder reich, sich zusammengehörig fühlen. Je mehr diese Zusammengehörigkeit im lebendigen Verkehr ihren thatsächlichen Ausdruck findet, je sicherer nähern wir uns der Lösung socialer Conflicte, die ebenso sehr in der Geltendmachung des Souveränetätsgefühls der sogenannten bevorzugten Stände, wie in den utopischen Welt-Verbesserungsplänen der Socialdemokratie ihren Ursprung haben. Und die Pfeiler der Brücke, auf welcher diese Lösung vermittelt werden soll und wird, sind das Herz, der Kopf und die Hand der Frau; sie thatkräftig einzusetzen, ist der Inhalt ihrer Arbeit im öffentlichen Leben.

Practische Thätigkeit.

Wir haben gesehen, wie von dieser Erkenntniss beseelt, die Frauen der Association in Rede und Schrift ihre Mission treu erfüllten. Nicht minder treu am Platze finden wir sie in der praktischen Thätigkeit. Unerschrocken dringen sie in die finsteren, feuchten, von einer Branntwein-Atmosphäre erfüllten Spelunken einer in Roheit und Trunkenheit verkommenen Bevölkerung, wie die Berichte der Association sie schildern und Miss Octavia Hill sie in den verrufenen Stadtvierteln von Marylebone vorgefunden hat. Mit den Rettungsapparaten: Luft, Licht, Wasser geben sie diese Unglücklichen sich selbst und dem Leben wieder. Ihre halb verhungerten Säuglinge, ihre bleichen, verkrüppelten Kinder tragen sie fort aus diesen Brutstätten des Siechthums in die lichten Asyle, welche barmherzige Fürsorge den armen verwahrlosten Geschöpfen bereitet hat. Rastlos wandern sie durch Londons Strassen und spähen nach den hagern, verkümmerten Frauengestalten aus, die den langen Tag und Abend um spärlichen Verdienst als Verkäuferinnen in den schmalen niedrigen Läden (Shops) auf feuchten, kalten Dielen, oft nur auf gepflastertem Boden stehen. Sorgsam schaffen sie Sitze herbei, wärmende Becken und schützende Decken.

Mit den Besitzern der Läden treten sie über die Aufbesseruug der schlechten localen Verhältnisse, über die Regelung der Arbeitszeit auf ein der Arbeitskraft entsprechendes Mass, über eine anständige Behandlung und Besoldung der Ladenmädchen in Unterhandlung und geben so diesem Erwerbsfache auch in seinen untergeordnetsten Stellen den Ruf einer ehrenhaften Beschäftigung für arme Frauen. Bis in die verborgensten Falten des materiellen und sittlichen Elends hinein reichen die Fühlfäden dieses rührigen Vereins. Der letzte Bericht von 1880 meldet den erfolgreichen Fortschritt der Kochklassen (Cookery-Classes) aus London und einer Reihe hervorragender Städte Englands und Schottlands. In diesen Kochklassen, verbunden mit einem Küchenlocal, wird jungen Mädchen, auch solchen, die noch im Schulalter stehen, praktischer Unterricht in der Bereitung nahrhafter, gesunder, einfacher Speisen ertheilt, gleichzeitig in bestimmten Stunden über die wirthschaftlichen Forderungen der Sparsamkeit, die Beschaffenheit der Lebensmittel, die Bedingungen beim Einkauf derselben belehrender Vortrag gehalten. An anderen Stellen sind Depots, mit Küchen verbunden errichtet, wo den Frauen und Töchtern der Arbeiter billiges Material geliefert und Gelegenheit gegeben wird, solches unter Anleitung der dazu angestellten Köchinnen zuzubereiten. Aus diesen Volkskochschulen erhält sich eine grössere Familie täglich mit 1—1½ Schilling. Die für arme Kostgänger, wie für Invaliden eingerichteten Mittagtische (Dinner Tables) werden in den Suppenküchen der kleinen, innerhalb der Parochien zusammengetretenen Vereine der Charity-societies besorgt. In diesen Soupkitchens und Dinner Tables wird für 30—50 Pfennig eine Mahlzeit von Suppe, Fleisch und Gemüse oder Mehl- und Eierspeise verabreicht.

Der gesammten Vereinsthätigkeit in der Volksbespeisung steht die Prinzessin Helene, Gemahlin des Prinzen Christian von Schleswig - Holstein als Patronin vor.

Eine specielle Art von Invaliden- und Krankentischen ist in dem North London University - Hospital für die in dem Hospital verpflegten oder aus demselben entlassenen Reconvalescenten eingerichtet. Sie danken ihre Entstehung der Grossmuth eines reichen Menschenfreundes. Das von ihm dafür gestiftete Capital gewährt einen so grossen Zinsertrag, dass nicht blos die tägliche Speisung der Hospital-Kranken und Reconvalescenten davon bestritten wird, sondern auch noch reichliche Summen verbleiben, um den Reconvalescenten den Besuch und den Gebrauch der Seeheilstätten zu gewähren, und den Krüppeln in den chirurgischen Kliniken den Ersatz verlorener Glieder zu beschaffen.

So umspinnt ein weites Netz unerschöpflich fürsorgender Menschenliebe die Armenbevölkerung Londons, und was der rastlosen Arbeit eine so befruchtende Grundlage schafft, das ist das überall erkennbare Ineinandergreifen der einzelnen webenden Fäden, die Einmüthigkeit der webenden Menschenhände. Im Sommer des verflossenen Jahres wurden auf den öffentlichen Plätzen Londons Waschhäuser (lavatories) und Erfrischungszelte (refreshments) errichtet, deren Bau und Herstellung der Ladies' Association bedeutende Kosten verursachte. Die besonders dazu erbauten Räumlichkeiten befanden sich an verschiedenen freien Plätzen der Stadt. Die Waschhäuser waren nicht blos zur körperlichen Reinigung der eintretenden Personen bestimmt, sondern standen ihnen auch zur Reinigung ihrer Leibwäsche zur Verfügung. Die Erfrischungszelte waren stets von einer grossen Anzahl Frauen gefüllt, welche von weiten Wegen und harter Arbeit heimkehrten.

Die Macht der Bildung, die Kraft des Gemüths und der Ernst des Charakters sind die moralischen Waffen, mit welchen der Undank und die Widerspenstigkeit, an denen es nicht fehlt, besiegt werden.

Miss Octavia Hill.

Mit tiefer Rührung und Bewunderung liest man das zweite Kapitel der „Armenwohnungen von London" von Octavia Hill: Vier Jahre der Verwaltung einer Londoner Gasse überschrieben. Still in Gemüth und

Gedanken hatte diese warmherzige und energische Frau jahrelang den Plan mit sich herumgetragen, der sowohl aus den Erfahrungen des Vereinslebens, wie aus fleissigen Studien hervorgegangen, ein endlich gereifter, im Jahre 1873 seinen Weg in das öffentliche Leben nahm. Die grossmüthige Unterstützung eines Freundes, der ihr 3000 £. zur Verfügung stellte, setzte sie in den Stand, sofort drei Häuser anzukaufen, die sie zu Armenwohnungen einrichtete. Sie legte dabei das Elberfelder System der Armenpflege und Armenversorgung zu Grunde, welches durch die Einfachheit und Zweckmässigkeit der Einrichtung und Verwaltung sich weit und breit die allgemeine Anerkennung erworben hat, auch mehrfach nachgebildet worden ist. Das Verdienstliche dieses Systems beruht auf dem solidarischen Zusammenwirken der freiwilligen Frauenvereine mit den communalen Behörden, wobei der Frauen-Vereinsthätigkeit ihre autonome Stellung durchaus unverkümmert bleibt, aber eine zweckmässige und gegenseitig vereinbarte Vertheilung der Arbeit den Erfolg derselben unterstützt und erleichtert. Ein gleiches Einvernehmen mit den Londoner City-Autoritäten, welches Miss Hill sofort herstellte, als sie ihre grossartigen Pläne ins Werk setzte, sicherte ihr von vornherein eine kraftvolle Unterstütuung und eine Art gesetzlichen Schutzes.

Nach vollendeter Einrichtung der Armen-Wohnungen setzte Miss Hill den sich zahlreich meldenden Miethern einen billigen Miethspreis fest und stellte die Bedingung strengster Innehaltung aller Vorschriften, die auf Ordnung, Reinlichkeit, Pünktlichkeit und Sittlichkeit gerichtet waren. Ihre feste und ruhige Haltung als Hauswirthin, ihr würdiges Beispiel imponirte den Armen; ihre unermüdliche Raths- und Hilfsbereitschaft, ihre verständige Sorge für die Pflege und Bildung der Kinder, ihr warmherziger Antheil an dem Arbeitsleben und den persönlichen Geschicken der Männer und Frauen erweckte ihr

Liebe und Vertrauen. Ein Jahr später schon war sie Hauswirthin und Verwalterin von fünfzehn Häusern. Aus den Miethserträgen erbaute sie einen grossen Versammlungssaal. Dort wurden Unterrichtsstunden für Frauen und erwachsene Mädchen ertheilt, während draussen auf den Spielplätzen die Kinder sich im Freien tummelten. Treu unterstützten dabei die Vereinsgenossinnen der Ladies' Association Miss Octavia Hill.

Die Resultate guter und grosser Thaten kennen keinen Abschluss. Sie sind immer nur Anfänge des neu sich Gestaltenden, was der rastlos vorwärts drängende Fortschritt verlangt und erzeugt. — Während die Ladies' Association den Umkreis ihrer reformatorischen und sanitären Aufgaben in ihren weitesten Forderungen zu erfüllen strebte, waren einzelne denkende Frauen-Köpfe und -Hände beschäftigt, mitzuhelfen, und auf sich zu nehmen, was ausserhalb des grossen Arbeitsgebietes noch an sanitärischen und sittlichen Schäden draussen liegen bleiben musste. In diesem Sinne sammelte sich im Jahre 1878 in London ein Verein wohlthätiger Frauen für die Herstellung von Heimstätten, in welchen Arbeiterinnen, Fabrik- und Ladenmädchen ein nächtliches, wie tägliches Unterkommen finden. Bei solchen Arbeiterinnen, welche ihre Arbeit im Asyl verrichten wollten, dehnt sich die Dauer des Aufenthalts oft auf Wochen und Monate aus. Diese Heimstätten wurden in drei Häuser vertheilt, welche, eigens dazu eingerichtet, ein jedes gemeinschaftliche, durch Verschläge abgetheilte Schlafsäle, einen Arbeitssaal und ein Lesezimmer, mit einer Volksbibliothek verbunden, enthielten. Die wöchentliche Miethe beträgt 3—4 Mark, die volle dreimalige Beköstigung wöchentlich 4,50 Mark. Sehr bedürftigen Frauen wird ein ermässigter Preis, oder gänzlicher Erlass desselben gewährt. Seit der Begründung dieser stets gefüllten Häuser haben 40,000 Frauen Obdach und Schutz darin gefunden. Und wenn manche

Logirhäuser für Arbeiterinnen.

dieser Frauen minder glücklich als ihre beschäftigten Gefährtinnen in diesem Obdach nur das eine entbehrten, was von einer befriedigenden leiblichen und seelischen Existenz untrennbar ist: die Arbeit und das Verdienst, so war auch darauf an anderer Stelle die Umsicht edler Menschenfreunde bedacht gewesen. Die Vorstände der Parochien nehmen in London ausschliesslich die Aufgaben der Armenpflege und Volksbildung in die Hand, die bei uns auf dem Continent überwiegende Sache der Commune ist. Wer nun den besonderen Vorzug genoss der Parochie Holborn anzugehören, der war mit der Frage nach Arbeit und Verdienst gut berathen. Dort hatte der Rector Dacre Craven mit seinem praktischen Genie in allen volkswirthschaftlichen Einrichtungen den glücklichen Gedanken realisirt, eine Arbeiter- und Kleiderbank zu schaffen, in welcher von jedem Mitgliede der Parochie auch bis zu dem geringsten Satze herab Einzahlung geleistet werden musste. Aus dem Fonds dieser Kleiderbank, zu deren Stamm-Capital die Liberalität der Bemittelten die Grundlage gegeben hatte, wird den bedürftigsten Frauen unentgeltlich Arbeitsmaterial geliefert, der Verkauf der geleisteten Arbeit vermittelt, ja sogar übernommen, den hülflosen und alten Leuten warme Kleidungsstücke, Bettdecken, Speise, Feuerung, Geldunterstützungen verabreicht. Selbstverständlich beschränken sich diese Wohlthaten auf den Umkreis der Parochie Holborn, die zu den grössten aber auch bedürftigsten Londons gehört. —

Miss Sarah Robinson.

In der im Frühjahr 1881 abgehaltenen Generalversammlung des Vaterländischen Frauenvereins in Berlin gedenkt der Vorsitzende desselben des Heroismus, welchen einzelne Frauen Englands in ihren philantropischen Bestrebungen stets bewiesen haben. Zu diesen heroischen Frauen gehört Miss Sarah Robinson. Ihr mit unerschöpfter Treue und sittlicher Kraft durch zwölf Jahre geführter Feldzug gegen die Trunksucht der militärischen Besatzung von Portsmouth, war bis zu seinem erfolgreichen Ausgange eine heroische That. Mit einem mühevoll eingesammelten Fonds von 13 000 £ (260 000 Mark) erbaute sie zu Portsmouth das Soldier's Institute, ein Clubhaus für die ausschiffenden obdachlosen Soldaten, Matrosen und ihre Familien. In drei Stockwerken sind für das gemeinschaftliche Zusammenleben comfortable Rauch-, Billard- und Lesezimmer mit einer Leihbibliothek und Schreibtischen eingerichtet. In dem Speisesaal werden gut bereitete Speisen und nicht berauschende Getränke verabreicht. Die oberen Stockwerke enhalten die Arbeitszimmer für die Frauen und Kinder, die Schlaf- und Badezimmer. Rasenplätze und gepflasterte Alleen umgeben das einladende Haus, in welchem alljährlich 50 000 Nachtgäste, 300 feste Tagesgäste und wohl 2000 Frauen und Kinder herbergen. Die Stifterin dieses grossartigen Rettungshauses wohnt selbst in einem der Seitenflügel, wo auch allsonntäglich Bibelstunde gehalten wird, und behält so die Leitung und Verwaltung des Ganzen in eigenen Händen.

Kaffeehäuser für die arbeitende Klasse.

In London wurde zu gleicher Zeit die Agitation gegen die Trunksucht durch die praktische Einrichtung von Kaffeehäusern für die arbeitende Klasse beider Geschlechter erfolgreich ins Werk gesetzt.

An den von den Arbeitern am meisten betretenen Strassen und Plätzen Londons sieht man in den Winterabenden weithin durch den Nebel rothe Kugeln leuchten, die das Local kennzeichnen, in welchem den Eintretenden behagliche Zimmerwärme empfängt, um den grossen eichenen Tisch sich schnell die Tafelrunde bildet, der wohlschmeckende dampfende Kaffee credenzt wird, die aufliegenden Zeitungen und neuesten Erscheinungen der volksthümlichen Presse von Hand zu Hand gehen, und mit eines Pfennigs bescheidenem Einsatz auch wohl ein Glücksritter die Billardkugel rollen lässt.

Auch bei uns in Deutschland traten nach Beendigung des letzten Krieges in der Mitte der siebziger Jahre die gleichen Friedensarbeiten wieder in ihre Rechte. Was wir in der vorangehenden Darstellung als die wesentlichsten für die öffentliche Frauenthätigkeit maassgebenden Momente überall erkannt haben: „Die Gesundheits- und Krankenpflege" — sie werden nun ausschliesslich unsre Aufmerksamkeit fesseln, als die Kernfragen der Gegenwart, in deren Lösung den Frauen die ihnen naturgemässen, menschenwürdigen Aufgaben der Zukunft gegeben sind.

V.

Cholera- und Hungerseuchen des 3. und 4. Jahrzehnts.

Die schweren Cholera-Epidemien, welche vom Anfange der dreissiger Jahre an in immer näher zusammenrückenden Zwischenräumen über die volkreichen Städte Norddeutschlands hereinbrachen; die fast aus gleicher Zeit datirenden, alljährlich sich wiederholenden Hungerseuchen, welche besonders in den niederschlesischen Gebirgs- und oberschlesischen Kohlen- und Hüttendistricten die ein kümmerliches Dasein fristende Weber- und Grubenarbeiterbevölkerung verheerten, diese das deutsche Volksleben schädigenden Calamitäten forderten gebieterisch ein Mehr, als die periodisch eintretenden, meist nur auf die augenblickliche Hülfe und Abwehr gerichteten Maassregeln der Staats- und Communal-Behörden. Die Privatwohlthätigkeit hatte in der Sorge für die unglücklichen hinterbliebenen Waisen der in Massen Hingerafften ausreichende Verpflichtungen auf sich zu nehmen, und überall sammelten sich Frauen und Männer zu Vereinen, welche nicht nur die Geldmittel beschafften, sondern die Unterbringung der Kinder in Obhut und Pflege schnell ins Werk setzten.

Der giftige Wurm, welcher den gesunden Stamm der deutschen Volkswohlfahrt anbohrte, musste in seinem eigentlichen Ursprung aufgesucht und verfolgt werden. Und dieser war anderswo zu suchen, als in der damals allgemein verbreiteten Voraussetzung der Fortpflanzung durch atmosphärische und menschliche Contagion. Die Panik, diese unbezwingbare Macht des Vorurtheils führte zu den traurigsten Excessen. Hilflos und verlassen starben die Kranken vielfach auf ihrem einsamen Lager dahin. Ein freiwilliger Pflegedienst war nirgends organisirt. Die im Dienste der Hospitäler stehenden Krankenpfleger- und Pflegerinnen reichten in ihrem gebildeten Theile nicht aus; der rohe und ungebildete Theil derselben weigerte sich, sein Leben aufs Spiel zu setzen. Je mehr die Wissenschaft und Forschung der richtigen Erkenntniss dessen auf die Spur kam, was die Entstehung und Verbreitung der Seuche herbeiführte, um so mehr stellte sich die Ueberzeugung heraus, dass nicht blos die Arzneimittel, die Quarantaine und die Grenzsperre genügten, dass vielmehr die bis dahin wenig bekannten Gesetze und Lehren der öffentlichen Gesundheitspflege eigentlich der Inbegriff aller auf Heilung und Rettung des Lebens gerichteten Maassnahmen, dass die immer dringender auftretende Forderungen nach ausreichender, guter weiblicher Krankenpflege nur zu berechtigte seien.

Deutscher Verein für öffentliche Gesundheitspflege.

Die Popularisirung der hygienischen Wissenschaften wurde nun in Deutschland als eine wichtige Aufgabe der Vereins- und privaten Thätigkeit in Angriff genommen. Als in der Mitte der zweiten Hälfte der sechziger Jahre die Cholera nach dem deutsch-österreichischen Kriege sich über ganz Mittel- und Norddeutschland in erschreckender Weise ausbreitete, war es das Verdienst der Stadt Bremen, der bis dahin in Deutschland unbeachtet gebliebenen öffentlichen Gesundheitspflege nahe zu treten und den ersten Verein für öffentliche Gesundheitspflege in Deutschland im Jahre 1867 zu bilden. Ihrem Beispiele folgten die Städte Erfurt, Magdeburg, Halle, denen sich der Harzer Städtetag anschloss. In Darmstadt, wo die Grossherzogin Alice von ihren vaterländischen Traditionen getragen, eine besondere Aufmerksamkeit der Gesundheitspflege des Landes zuwendete, wurde ein Ober-Gesundheitsrath eingesetzt und durch diesen eine umfassende, gesetzlich geregelte öffentliche Gesundheitspflege geschaffen. In Nürnberg und Stuttgart nahmen ärztliche Commissionen die Bildung solcher Gesundheitspflegevereine unmittelbar in die Hand. Der Niederrheinische 1867 gegründete Verein fand eine so lebhafte Betheiligung, dass schon im Jahre 1872 vierundsiebzig Städte und dreizehn Landgemeinden mit 1559 Mitgliederu sich demselben einverleibt hatten. Gleich erfreuliche Erfolge weist der Thüringer Städteverein auf. Es geht daraus hervor, wie die öffentliche Meinung und das Bedürfniss durch ganz Deutschland zu der endlichen und energischen Behandlung dieser wichtigsten aller neueren Lebens- und Culturfragen drängte. Luft, Licht, Wasser wurden zu Gesetzesparagraphen erhoben; gesundes Athmen, kräftiges Entwickeln, Reinlichkeit an der Person und im Hause wurden die praktischen Vorschriften dieser Paragraphen. In der im Jahre 1874 in Danzig tagenden zweiten Versammlung des deutschen Central-Vereins für öffentliche Gesundheitspflege stellte der Bürgemeister Erhard in München, sich auf den Spruch eines griechischen Weisen berufend: „Wenn du über die Erde wandelst, so wirst du finden, dass die Menschen meist selbstgeschaffene Leiden haben" — als die schlimmste Quelle des Wachsthums aller Infectionskrankheiten den Mangel hygienischer Vorsorge hin.

Mit der Begründung des deutschen Reichs, dieses

vornehmsten Repräsentanten des Einheitsprinzips, stand die Individualisirung der öffentlichen Gesundheitspflege in den einzelnen Staaten Deutschlands nicht mehr im Einklange. Die Pflege des edelsten und besten Gutes der Menschheit musste eine Nationalaufgabe werden, die Bestrebungen und Leistungen der lokalen Vereine, ihre Lebenskraft und Dauer im engsten Anschlusse an eine autoritative, gleichsam centrale Vereinsbehörde sich gesichert wissen. Eine solche wurde als deutscher Verein für öffentliche Gesundheitspflege in der 1867 zu Frankfurt a. M. abgehaltenen Naturforscher-Versammlung geschaffen. Der hochverdiente Vorkämpfer und Reformator auf dem Gebiete der Hygiene, Dr. Varrentrapp beantragte die Bildung einer hygienischen Section, welche schon im Laufe desselben Jahres als selbstständiger Verein seine Thätigkeit entfaltete und die Vierteljahrsschrift für öffentliche Gesundheitspflege (von Varrentrapp und Spiess) begründete. Im Jahre 1873 trat dieser Verein als deutscher Gesammtverein für öffentliche Gesundheitspflege unter dem Vorsitze des damaligen Ober-Bürgermeisters von Berlin Hobrecht am 15. und 16. September zum ersten Male in einer öffentlichen in Frankfurt am Main abgehaltenen Versammlung zusammen. Seitdem wiederholten sich diese Versammlungen als wandernde in den Städten Danzig, Düsseldorf, Hamburg, München, Nürnberg, Stuttgart und Wien. Die nächste Versammlung steht im Sommer 1883 in Berlin zu erwarten.

Ein Einblick in die nach dem jedesmaligen Schlusse der Versammlungen durch den Druck veröffentlichten Verhandlungen und Vorträge wird einem Jeden die freudigste Anerkennung der sowohl angebahnten, wie bereits fertigen Reformen auf dem Gesammtgebiete der deutschen Gesundheitspflege abnöthigen. Es ist nur zu bedauern, dass die Summe der darin niedergelegten Belehrung und praktischen Beweisführung, der auf Grund strenger wissenschaftlicher Untersuchung und erprobter Erfahrung gefassten Beschlüsse und Anträge auf sanitäre Reformen noch so wenig Gemeingut der ganzen deutschen Nation geworden ist. Ich richte diese Mahnung besonders an die gebildeten Frauen Deutschlands. Gleichviel ob sie im engen Kreise ihres Familienhauses oder in den weiteren Kreisen der für Volkswohl thätigen Vereine ihren Lebensberuf gefunden haben, an jeder Stelle wird die Kenntnissnahme dieser wissenschaftlich wie praktisch bildenden Abhandlungen den Gesichtskreis ihrer Begriffe und Pflichten klären und erweitern.

Ich hebe hier unter den vielen trefflichen Arbeiten, welche die nach dem Schlusse einer jeden Versammlung publicirten Vorträge und Berichte enthalten, die in der Münchener Versammlung 1873 von Professor Dr. Voit gegebene Kritik der deutschen Volksküchen und der Speiseanstalten der Krankenhäuser, Gefängnisse, Kasernen und Schulpensionate heraus. —

Volksküchen. Die deutsche Volksküche bildet in der Frauen-Vereinsthätigkeit eines der hauptsächlichsten Arbeitsfächer, welches in der neuesten Zeit durch seine Stellung zu der Gesundheitsfrage der Gegenstand aufmerksamster Erörterung und Prüfung geworden ist. Die ersten Volksküchen wurden im Jahre 1848 nach dem Beispiele der vom Grafen Rumford in München zuerst gegründeten in Chemnitz, Hannover, Dresden, Breslau, Leipzig, Karlsruhe und Köln eingerichtet. In Berlin ging damit im Jahre 1866 die damals schon zu den thätigsten und tüchtigsten Arbeiterinnen in den weiblichen Armenpflege-Vereinen gehörende Frau Lina Morgenstern vor. Vierzehn Volksküchen prosperiren heutzutage in den verschiedensten Stadttheilen Berlins. Hamburg richtete 1870 auf den Grundlagen der Berliner seine

Volksküchc ein, deren Speisesäle nicht blos für die notorisch Armen, sondern auch für sonst anspruchlose Kostgänger geöffnet standen. „Die gleichfalls den Berlinern „nachgebildete Art der Verabreichung von Suppe, Gemüse, „Fleisch in einem dicken Brei musste bald dem berech„tigten Widerstande der Tischgäste weichen, und es wurde „für die getrennte Austheilung des Inhalts gern ein Mehr„betrag entrichtet.“ Auch die Berliner Volksküche und die damit zusammenhängenden Mittagstische der Berliner Kochschule gingen später ebenfalls zu dieser Form der Darreichung über. In den Volksküchen wurden diese getrennten Portionen von Suppe, Fleisch oder Braten mit Gemüse mit 25 Pfg. bezahlt, zum Unterschied von den Portionen à 15 Pfg. — Diese ersteren Mittagstische werden vielfach auch von gebildeten Erwerbsclassen, Lehrern und Lehrerinnen, Schülern etc. benutzt. — Die Gäste der Mittagstische in der Kochschule bilden ausschliesslich sparsame Kostgänger der besseren Stände. Die Portion wird mit 50 Pfg., die halbe Portion mit 30 Pfg. bezahlt. —

Auch der qualitative Werth der Speisen kam mit dieser Verbesserung mehr zu seinem Rechte. Und dieser qualitative Werth der Nahrung, das A und O der Gesundheitslehre, bildet eben den Kernpunkt in der Voitschen Kritik der deutschen Volksküchen. Seine Ausstellungen und Forderungen sind auf die sorgfältigste Prüfung des Nahrungswerthes und der in den Speiseportionen enthaltenen Nahrungsstoffe gegründet. Er unterzog sich der mühevollen Aufgabe, diese Nahrungsstoffe in einer jeden der in den deutschen Volksküchen verabreichten Speisen zu berechnen und ein Bedarfsmittel für die kräftige und nachhaltende Ernährung eines gesunden und erwachsenen Menschen resp. Arbeiters zu finden. Das von ihm gefundene Bedarfsmittel: „59 gr Eiweis, „34 gr Fett, 160 gr Kohlenhydrate (wobei selbstver„ständlich von der Wasserzufuhr, den Aschenbestand-

„theilen und Gewürzen abgesehen ist, die an sich in „jeder Speise enthalten sind“) stimmt fast durchweg mit den in den Karlsruher, Kieler und Schleswiger Volksküchen enthaltenen Bedarfsmitteln überein. Weiter legt Professor Voit einen besonderen Nachdruck auf die Bedeutung des aus dem leimgebenden Gewebe der Knorpel und Sehnen gewonnenen Nahrungsstoffs, und bedauert, dass die öffentlichen Speiseanstalten diese Bedeutung nicht genug zu würdigen verstehen. „Man hat „schon früher vielfach in Dampftöpfen diese für uns an „sich unbrauchbaren Theile ausgekocht; weil man den „daraus gewonnenen Leim für das eigentlich Nährende „unserer Speisen hielt. — Es knüpft sich an die Frage „nach dem Werthe dieses Leims eine lange für die „Ernährungslehre hochwichtige Geschichte. Wir wissen „jetzt, dass der Leim einen Theil des werthvollen Ei„weisses erspart und vor der Zersetzung schützt. Man „braucht daher, um den Körper auf seinem Eiweissbe„stand zu erhalten, bei Gegenwart von Leim weniger „Eiweiss in die Kost zu geben. Der Leim ist in der „That ein sehr schätzbarer Nahrungsstoff, und man thut „gut, ihn von den abfallenden Sehnen und Knochen „auszuziehen und in der Nahrung zu verwerthen.“ —

Die wohlmeinenden Erörterungen des Professor Voit, sind nicht ohne Eindruck geblieben. Ueberall in den deutschen Volksküchen ist man bemüht, den Einklang in allen Forderungen herzustellen, der allein dem Verdienste der Leistung seine Vollgültigkeit verleiht. Die Berichte der Berliner Volksküchen weisen in ihren Zahlen eine Theilnahme des Publikums auf, die auf die Anerkennung und genügende Befriedigung seiner Bedürfnisse schliessen lässt. Und in der That gehören sie zu den verdienstlichsten und unentbehrlichsten Wohlthätigkeits-Instituten unsrer mit Arbeitern aller Art überfüllten Reichshauptstadt. —

VI.

Berliner Verein für öffentliche Gesundheitspflege.

Im speciellen Hinblick auf die in der rasch anwachsenden Reichshauptstadt immer brennender auftretenden hygienischen Nothstände und Bedürfnisse trat im Jahre 1872 unter dem Vorsitze des städtischen Bauraths Hobrecht eine Berliner hygienische Gesellschaft zusammen, welche sich Deutsche Gesellschaft für öffentliche Gesundheitspflege nannte. Ihr Vorsitzender ist Professor Hirsch. Diese Gesellschaft, deren Mitglieder dem ärztlichen wie den verschiedensten gemeinnützigen, gelehrten und technischen Berufsklassen angehören, hat das grosse Verdienst zum ersten Male das Interesse an den hygienischen Fragen in Berlin geweckt zu haben. Seinem energischen Vorgehen ist es mit zu danken, dass der wichtigen, so heftigem Widerstand begegnenden Frage der Canalisation in der öffentlichen Meinung siegreich Bahn gebrochen wurde. Heut zu Tage wird ein jeder Bewohner der Stadt dem technischen Schöpfer dieses grossartigen und segensreichen Werkes, für welches der Magistrat kein Opfer gescheut hat, seine volle Anerkennung zollen und des eigenen Gewinnes sich dankbar bewusst sein, welchen ihm die Verbesserung der Luft eingebracht hat, ein Gewinn, der bereits anfängt, sich deutlich erkennbar zu machen, wie aus dem soeben erschienenen von dem Regierungs- und Medicinalrath Professor Skrzeczka herausgegebenen umfangreichen und werthvollen „Generalbericht über das Medicinal und Sanitätswesen der Stadt Berlin für 1879 und 1880“ hervorgeht. Es findet sich hier unter vielen andern interessanten Angaben (pag. 40) der authentische zahlenmässige Nachweis, dass in den bereits an die Canalisation angeschlossnen Häusern in den beiden Berichtsjahren Erkrankungen an Typhus drei resp. fünf Mal so selten vorkamen, als in den Häusern, die sich noch nicht der durch den Anschluss an die Canalisation gewährten sanitären Vorzüge erfreuten.

Was aber durch das Ueberwuchern des Pauperismus und den daraus folgenden sittlichen Niedergang der arbeitenden unteren Classen als sociale, in den traurigsten Formen blosliegende Schäden in dem Familienleben des Volkes immer bemerkbarer hervortritt; dagegen musste der gebildete Theil der Bevölkerung Berlins selbst die Schutzwaffe der Abwehr aufnehmen und mitarbeiten an der Heilung dieser Schäden und an der sittlichen Hebung eines sonst in seinem Kern gesunden und tüchtigen Menschenschlages.

Gründung des Vereins für häusliche Gesundheitspflege.

Den Frauen Berlins erschlossen sich damit weitere inhaltsreiche Aufgaben. Auf die ruhmvolle Geschichte der ein halbes Jahrhundert umfassenden Bestrebungen und Leistungen englischer Frauen in den sanitären und sittlichen Reformen ihrer Armenpflege gestützt und insbesondere im Hinblick auf die seit zwanzig Jahren in London darin entfaltete Thätigkeit eines englischen Frauenvereins regte Miss Archer, die Vorsteherin des Victoria-Lyceums in Berlin, den Gedanken zu einer gleichen Vereinsschöpfung an. Sie begründete ihre Forderungen in einer Versammlung gebildeter Männer und Frauen (am 3. März 1878) mit einer warm empfundenen Ansprache, in welcher sie vor Allem den anwesenden Frauen ans Herz legte, der Nation ihr „bestes Gut“ zu retten, den Frauen des Arbeiters die Wege zu bahnen „zu einer verständnissvollen Erfüllung ihrer vielseitigen „Pflichten als Gattin und als Mutter ihrer Kinder. Die „Frage der Gesundheitspflege ist eine centrale Frage für „die Arbeiterfamilie, denn sie schliesst in sich die Bedingungen der Reinlichkeit, des Fleisses, des ordentlichen Kochen-Könnens, der Zweckmässigkeit und Nettigkeit in der Kleidung, des Verständnisses für die Grundbegriffe der Kindererziehung, ein gewisses Gefühl für

„Schönheit und ich muss hinzufügen: Glauben im Herzen „und Heiterkeit im Gemüth. Für den müden Arbeiter „ist sein Heim von unendlich grösserer Bedeutung als für „den heimkehrenden Mann in anderen Kreisen: es ist die „Basis seiner leiblichen und sittlichen Existenz — und doch „wie wenig ist die Frau des Arbeiters im Stande, dieses „Heim gesund, hübsch und anziehend zu schaffen. Dies „den Frauen zu lehren, ihnen die Bedingungen zu weisen, „aus deren Erfüllung hervorgeht, was für sie und „ihre Familie Alles ist: Brod, Familienglück, ein recht„licher, moralischer Lebenswandel und ein gesunder Geist „— das soll die Aufgabe unserer Frauenvereinigung „werden!" —

Der feurige Appel warf zündende Funken in die Gemüther der anwesenden Frauen. An einer anderen Stelle waren diese Funken seit Jahren schon in klare Flammen gewandelt, ein Frauengemüth durchleuchtend, nur des rechtzeitigen Momentes wartend, wo sie ein lebensvolles Licht ausstrahlen sollten.

Mit dem warmen und aufrichtigen Antheil, mit welchem an dieser hohen Stelle die Tochter des englischen Königshauses stetig dem deutschen Blute des königlichen Vaters und dem deutschen Berufe des fürstlichen Gemahls Rechnung getragen hat, trat die Frau Kronprinzessin des Deutschen Reichs mit Wort und That für die Bildung eines häuslichen Gesundheitspflegevereins in der Hauptstadt des Reiches ein.

Am 7. April 1878 wurde die Constituirung des Vereins im Zusammenwirken männlicher und weiblicher Kräfte beschlossen. Die Aufrechterhaltung dieser solidarischen Verbindung ist hauptsächlich dem auf Erfahrung und verständige Einsicht begründeten Vorschlage der hohen Frau zu danken. Als Vorsitzender wurde der Staatssecretär Herzog gewählt. Er musste jedoch im Jahre 1879 wegen amtlicher Versetzung ausscheiden. In seine Stelle trat der Staatsminister Dr. Falk, dessen erfolgreiches Wirken leider dem Vereine durch seine Berufung als Chefpräsident nach Hamm verloren ging. Vor Kurzem hat er den Vorsitz an den Staatsminister von Bernuth übergeben.

Seine Aufgaben.

Die im Mai 1878 entworfenen Statuten stellen als Zweck und Aufgabe des Vereins auf:

Erstens die Verbreitung richtiger Kenntnisse der Gesundheitspflege durch die Presse;

Zweitens die praktische Anleitung der Frauen des Volkes zu richtigem gesundheitlichen Leben. Die Liberalität der Einwohner Berlins kam dem Vereine hilfsbereit entgegen. Schon der erste Jahresbericht wies eine Einnahme von 9500 Mark auf und brachte die vollständige Organisirung des leitenden Comité's und der verschiedenen Arbeitsfächer zur öffentlichen Kenntniss. Als Vertrauenspersonen des Kronprinzen und seiner Gemahlin traten der Schlosshauptmann von Norman und die Hofdame Fräulein von Perpigna sofort als Mitglieder des Comité's ein. Im Frühjahr 1881 übernahm die Frau Kronprinzessin das Protektorat des Vereins.

Es wurden Bezirkscomité's gebildet, die Arbeit unter die in solchen wirkenden Mitgliedern vertheilt. Die Damen des Comité's übernahmen die häuslichen Besuche in den armen Familien. Die Aerzte und die beiden in Berlin ansässigen practicirenden Aerztinnen erklärten sich zu unentgeltlicher Hilfsleistung bereit. Sie richteten ärztliche Sprechstunden für die Armen beider Geschlechter ein. Aus den Depots des Vereins, welche theils durch Geschenke, theils durch Ankauf in den Bezirken hergestellt wurden, empfingen die Armen ihre Arzneien und Stärkungsmittel. Der zweite vom April 1879 bis October 1880 reichende Rechenschaftsbericht lässt schon deutlich eine kräftig vorschreitende Entwickelung des Vereinslebens erkennen. In den Lokalberichten des Bezirkscomité's spricht sich das erfreuliche Verhältniss aus, welches durch den Verkehr der Pflegenden und Belehrenden mit den Hilfs- und Rathsbedürftigen als ein herzliches und verständnissvolles hergestellt und damit der Vereinsboden auch für die Cultur seiner sittlichen und erziehenden Aufgabe urbar gemacht wurde. Zu diesen letzteren Aufgaben gehört als ein Untrennbares von der Gesundheitspflege die körperliche Wartung und Pflege des Kindes, die sorgfältige Beobachtung seiner leiblichen Entwickelung und seiner Heranbildung zum bewussten, denkenden und handelnden Individuum. Die mangelhafte Beschaffenheit dieser Hauptsätze der Hygiene bildet noch heute die dunkelsten Flecke in dem Familienleben der Armen. Das Leben des Arbeiters ist schwer und sorgenvoll. Auch die Frau muss mit Geld verdienen. Auf spärliche Abendstunden sind die Familienfreuden beschränkt, und auch diese kürzt die Erschöpfung des Tages ab. Die grösseren Kinder sind während des Vormittags in den Volkskindergärten und Schulen beschäftigt. Das schwache und kränkliche Kind fristet eine kümmerliche Existenz in der dunstigen Stubenatmosphäre und der hülflose Säugling theilt sein ödes Geschick. Mit dem siebenten Jahre treten die Kinder in die Volksschule über. Nicht mit Unrecht wird den Volksschulen und speciell den Berliner Volksschulen der Vorwurf bis in die neueste Zeit gemacht: „dass sie die Stellung„nahme des Kindes zu seiner Lebensaufgabe, „eine Frage von grösster Tragweite, nur vom Stand„punkte der heut' unterrichtsübersättigten und wissens„hungrigen Generation auffasst, nicht aber dabei die „geistige Gesundheitslage des Kindes mit seiner leib„lichen Besonderheit in Uebereinstimmung setzt." (Finklenburg.)

Die daraus entspringenden Schäden entziehen sich der Beobachtung und Beurtheilung der nächststehenden

Eltern und Angehörigen, weil sie in ihrem eigenen Leben niemals durch Belehrung und Wissenschaft für die Erkenntniss dieser Schäden gebildet wurden, und so in gedankenloser Resignation Körperwohl und -Weh hinnahmen. Der vor beinahe hundert Jahren von dem erfahrenen Locke, welchen Hettner bezeichnend den Newton der Philosophie nennt, aufgestellte Unterrichtssatz: „das Kind solle so viel wie möglich seine „zu erwerbenden Kenntnisse an sich selbst „erfahren, statt sie unverdaut auswendig zu „lernen" wurde in der Schul- und Haus-Hygiene der Engländer und Franzosen als ein wohlgeachteter Lehrsatz praktisch verwerthet. Bei uns Deutschen haben Pestalozzi und Fröbel dieselbe Parole ausgegeben, aber ein Gemeingut der Nation, ein in Fleisch und Blut, Kopf und Gemüth aller Stände und Bildungsgrade des deutschen Volkes übergegangenes Gemeingut beginnt es erst jetzt zu werden, wo die Gesundheitspflege ihre Forderungen und ihre Lehrsätze auf deutschem Boden proclamirt hat.

Die Gesundheitslehre in der Volksschule.

In der Versammlung des deutschen Centralvereins 1877 forderte Dr. Finklenburg ausdrücklich von der Volksschule und ihrem Lehrpersonale die gründliche Bekanntschaft nicht nur der Naturwissenschaften, der Physik und Chemie auf Grundlage des Experiments, sondern auch der Erziehung und der Unterrichtslehre im Zusammenhang mit der Physiologie. „Es ist Sache des Lehrers, so gut „wie er die anderen Elementar-Lehrgebiete vorträgt, die „Gesundheitslehre in eine für das kindliche Verständniss „passende Form zu bringen. Ja sogar leichter, weil Vieles „davon tagtäglich zur Anschauung gebracht werden kann. „Gerade für die Volksschule ist die Gesundheitslehre das „wichtigste Lehrobject, denn die Gesammtheit des Volkes „wird in der Volksschule erzogen, und ihre Schüler und „Schülerinnen treten aus ihr in den Kampf um das

„Dasein, und es geht ihnen Waffe und Kenntniss dieses „Kampfes ab.“ —

Die ersten Feriencolonien.

Diese wichtigen hygienischen Fragen fest ins Auge zu fassen, liess sich der Berliner Verein für häusliche Gesundheitspflege ernstlich angelegen sein. Professor Dr. Ewald stellte im März 1879 den Antrag auf Begründung von Feriencolonieen in Berlin und motivirte denselben in einer Denkschrift mit den bereits erzielten guten Erfolgen in der Schweiz und mehreren deutschen Städten. Russland ist zuerst mit der Schaffung von Feriencolonieen vorgegangen. In den Jahren 1862 und 63 hatte die Grossfürstin Helene, eine württembergische Prinzessin, auf ihrem Landsitze Oranienbaum an der westlichen Seeküste nahe Petersburg eine Heilstätte und Luftcur für arme kränkliche Schulkinder eingerichtet, welcher eine deutsche Baronin von Rhaden als Hausmutter vorstand. Auch die finanzielle und ärztliche Verwaltung wurde von Deutschen geleitet. Die für Gesundheits- wie Krankenpflege der Kinder, für deren Bildung, wie Unterhaltung getroffenen Einrichtungen waren aus der hochherzigen Gesinnung, dem feinen Verständniss und dem praktischen Geschick der Fürstin hervorgegangene eigenste Schöpfungen derselben. Wir können hier nicht ausführlich darauf eingehen, ebenso nur flüchtig die ersten in der Schweiz gegründeten Feriencolonieen berühren. Dort sendete der Pfarrer Bion in Zürich während der Sommerferien des Jahres 1876 einhundertzweiundsiebzig Kinder beiderlei Geschlechts unter Aufsicht des Lehrpersonales auf die hochgelegenen waldreichen Alpentriften des Cantons Appenzell. In England nahmen sich überall die Gutsherrschaften der armen Stadtschulkinder an. Sie brachten dieselben bei den Schullehrern und Landgeistlichen unter uud vergüteten die Verpflegung. Eine deutsche Frau, die Gräfin Ewald Batthyanyi, geborene Herz aus Hamburg, schuf und unterhält aus ihren eigenen Mitteln eine Kinderheilstätte auf ihrem Schloss an der Südküste von Wales. Sie richtete in dem Thurmbau des Schlosses für zwölf bis fünfzehn Kinder und ihr begleitendes Lehrpersonal freundliche, sonnige Wohnungen ein. In den Monaten Mai bis September gewährte sie den innerhalb vierzehn Tagen bis drei Wochen wechselnden Gruppen von armen katholischen Kindern London's Unterkommen, gute Verpflegung und Luftcur; für die kränklichen Kinder vermittelte sie den Gebrauch der Seebäder. Auch trägt sie die Kosten der Reise für die kleinen Sommerfrischler.

In Deutschland bürgerten sich die Feriencolonieen in den Jahren 1879—80 ein. Frankfurt a/M. stellte auf die Anregung Varrentrapp's im Jahre 1880 ein Contingent von 400 Kindern in die Sommerfrischen. Basel, Stuttgart, Dresden, Wien folgten seinem Beispiel. Die bevorzugte Lage dieser Städte, welche von einem weiten Gürtel bewaldeter Berge und Hügel eingefasst, mit ihren Strassenfluchten mitten in die grünen Thalgründe hineingebaut sind, Land und Stadt gleichsam in einander fliessend, erleichterten das Auffinden von Feriencolonie-Orten in jeder Weise. Mit ganz andern Schwierigkeiten hatte eine Stadt wie Berlin zu rechnen.

Die Feriencolonien in Berlin.

Das Bedürfniss forderte stille, an waldigen Abhängen liegende, wiesen- und baumreiche, von Flüssen und Bächen mit gutem Trink- und Badewasser gespeiste Ortschaften und Dörfer, wohleingerichtete Gasthäuser und reine stärkende Luft. Auch musste das kirchliche Bedürfniss seine sonntägliche Befriedigung finden und ein Arzt schnell erreichbar sein. Das leitende Comité verstand bald diese Schwierigkeiten zu überwinden, wobei mit ihrem warmherzigen Interesse und ihrem praktischen Rath die hohe Protektorin mit zu Hülfe kam. Es wurden zunächst einige Damen des Comités ausgesendet, um die in das Auge gefassten Orte zu prüfen, bei gutem Befund die Mieths- und Verpflegungsverträge mit den Wirthen abzuschliessen. Nach getroffener Auswahl der Kinder aus den Volksschulen unterzogen sich die ärztlichen Comitémitglieder der Untersuchung auf die körperliche Beschaffenheit der Kinder und dieser entsprechend der Ueberweisung an die verschiedenen Luftcurorte. Schwer kranke und mit Infectionskrankheiten behaftete Kinder blieben ausgeschlossen. Für die Reiseausrüstung an Wäsche und Kleidung mussten die Eltern nach gegebenen Vorschriften Sorge tragen. Alles sonst nothwendige Reinigungsmaterial, Schwämme, Bürsten, Kämme etc., alle medicinischen und dahin gehörigen Stärkungsmittel lieferte das Depot des Gesundheitsvereins. Einer jeden Colonie wurden je ein Lehrer oder eine Lehrerin beigegeben, deren Berufung und Honorirung der Verein auf sich nahm. Endlich wurden Seitens der Staatsbahnen ermässigte Fahrpreise, Seitens einiger Privatbahnen unentgeltliche Fahrt auf den Bahnstrecken bewilligt, an welchen die Luftkurorte lagen.

Im Sommer 1880 rückten die ersten acht Feriencolonieen einhundert Köpfe stark, aus. Sie waren in Gruppen von je 10—15 Kindern im Alter von sieben bis vierzehn Jahren vertheilt. Vergnügte, wenn auch bleiche Kindergesichter nickten noch einen letzten Gruss aus den Fenstern der Coupé's den umstehenden Eltern und Angehörigen zu. Wenige Stunden danach, und die kleinen Sommerfrischler wurden in der Stille und Schöne ländlicher Natur ausgeladen und trabten lustig singend den Dorfweg hinab, an der Thür des gastlichen Dorfwirthshauses von freundlichen Wirthsleuten und der neugierigen Dorfjugend empfangen. Schnell waren sie in den geräumigen, hellen und sauberen Zimmern eingerichtet. Das schmackhafte Mittagsmahl mundete ihnen trefflich, und nach demselben zogen sie hinaus in Wald, Wiese und Feld. Das war den Kindern eine neue, noch nicht gekannte Welt; drinnen die Nettigkeit und Reinlichkeit, die guten Menschen und draussen das frische, freie muntere Naturleben.

Auch diejenigen Kinder, welche an einem anderen Platze durch ein alterthümliches Steinthor der kleinen Stadt in die schmale Strasse einwanderten, aus den geöffneten Fenstern von freundlicheu Gesichtern begrüsst, auch sie lernten ein anderes neues Stadtleben kennen, als das ihnen gewohnte. Vor der Hausthür schaffte der fleissige Handwerker sein Tagewerk, auf dem Wiesenplane hinter dem Hause breitete die Frau ihre Wäsche aus, und in dem kleinen Hausgärtchen begossen die Kinder Blumen und Gemüse. Am Abend lustwandelten die Eltern mit den Kindern nach Schloss Rheinsberg, und da trafen mit ihnen die fremden Spielgefährten zusammen. Wie horchten Alle aufmerksam der Erzählung des Lehrers vom alten Fritz zu, der hier seine Jugend verlebt hatte. Und als sie durch die Zimmer wandelten, wo der König gewohnt hatte und aus dem Bilde sein grosses kluges Auge sie anschaute, da ging der Kinder Sinn und Denken ein Stück ruhmvoller Geschichte ihres Herrscherhauses, ein sichtlich Geschautes und Begriffenes auf. Und als sie ein Jahr später auf den Terrassen von Sanssouci standen und ringsum auf die Pracht der Kunst und Schönheit der Natur blickten, welche die Sommerresidenz der Hohenzollernfürsten und -Königsgeschlechter schmücken, da wandelten sich ihnen die vaterländischen Geschichtsbilder in die lebenden Heldengestalten des ehrwürdigen Kaisers und seines Kronprinzen.

Es war eine besonders weihevolle Feriencolonie, welche die Frau Kronprinzessin im Sommer 1881 auf dem kronprinzlichen Gute Bornstedt bei Potsdam den Kindern bereitet hatte. Dort durfte die kleine auserwählte Schar von vierzehn Kindern nach Herzenslust sich tummeln, auf den weiten Wiesenflächen Pflanzen sammeln für ihre Herbarien, sich selbst das Obst von den Bäumen pflücken, durften in den erquickenden Havelbädern die müden Glieder strecken, durften in den schmucken Ställen an der schäumenden Milch sich laben. Boot und Leiterwagen führten sie an die ferner gelegenen denkwürdigen Monumente einer grossen Vergangenheit und Gegenwart. Das waren Festtage, welche unvergessen in dem Gedächtniss der Kinder fortleben. Bis zur Stunde des Abschieds umgab sie die Liebe und Güte der Herrin des hohen Hauses und trug sich zuletzt noch auf die von Lehnin heimkehrende Kindergruppe über, mit welcher die Bornstedter Kinder auf dem Bahnhofe sich vereinigen sollten. Zwei wohlbesetzte Tafeln auf dem Rasen des Schlosshofes hergerichtet, luden die sämmtlichen Kinder zu einem letzten Festmahle ein, nach dessen Ge nusse sie heimwärts dampften.

Heilstätten am Seestrande.

Von den heiteren Bildern, welche diese beiden ersten Feriencolonieen darbieten, wenden wir uns zu den ernsteren, die uns einige verkümmerte und verkrüppelte Kindergestalten zurückrufen, denen im Sommer 1880 das Soolbad Frankenhausen in Thüringen Heilstätte und Sommerfrische darbot. Im nächsten Sommer 1881 schon wurden den 12 Kindern heilsamere Luft und Badecur in der Kinder-Heilstätte des Seebades Wyk auf der schleswig'schen Insel Foehr beschafft. Das Zusammenwirken der klimatischen und örtlichen Verhältnisse, die kräftigen und gesunden Nahrungsmittel, das wohlwollende Entgegenkommen entsprachen so ganz den Bedürfnissen der Feriencolonieen, dass die Kinderheilstätte Wyk wohl ein bleibendes Sommerasyl derselben werden wird. — Professor Ewald, welchem das Verdienst gebührt, die Feriencolonien in Berlin zuerst in Vorschlag gebracht zu haben, wendet vorzugsweise diesem Zweige der Kinderhygiene seine in Studien und Erfahrungen gestärkte Aufmerksamkeit zu, und trägt wesentlich dazu bei, das Verständniss der Laien darin zu klären, und das allgemeine Interesse des Volkes dafür anzuregen. So hat er in der ersten, im März 1881 in Berlin unter dem Vorsitze des Herrn Professor Dr. Beneke abgehaltene Versammlung zur Begründung von Kinder-Seeheilstätten darauf angetragen, in Norderney die Errichtung einer Kinder-Seeheilstätte sofort in Angriff zu nehmen. Die im Laufe des Jahres reichlich fliessenden Beiträge gestatteten in der diesjährigen Versammlung den Neubau einer grossen Muster - Heilstätte mit 250 Betten zu beschliessen. In diesen Anstalten sollen auch arme kranke Kinder ein den Heilzwecken entsprechendes Unterkommen finden. Weitere Gründungen von Heilstätten wurden in Sylt, Colberg, Zoppot, Gross-Müritz geplant. Welche Aussichten eröffnen sich da nicht für der Frauen Arbeit in der Krankenpflege? Unter den Landheilstätten soll auch in diesem Jahre das Kreuznacher Victoriastift mit in die engere Wahl kommen. Seit einem Jahre ist das Kinder-Curhaus daselbst, welches bisher nur für bemittelte Kinder als Heilstätte dienen konnte, durch den Bau und die Einrichtung eines Badehauses auch für arme Kinder zugänglich gemacht. Sie erhalten dort Wohnung, kräftige Nahrung und Bäder für den Selbstkostenpreis. Die Pflege der Kinder und die Wirthschaftsführung des Hauses wird von den Diakonissen der Stadt Kreuznach besorgt, deren tüchtige und gewissenhafte Erfüllung ihres Pflegeberufs in den weitesten Kreisen der deutschen und ausserdeutschen Curgäste allgemeines Vertrauen geniesst.

Resultate der Feriencolonien.

Die nach der Rückkehr in Berlin vorgenommene Gewichtsprüfung der Feriencolonieen ergab im Durchschnitt eine Gewichtszunahme von 5—10 Procent. — Rechnet man dazu das blühende Aussehen und die kräftigen Bewegungen der Kinder, so dürfen diese Resultate zusammengefasst sicher die beste Empfehlung den Ferien-Colonieen ausstellen. Ebenso verdiente sich das bescheidene und anständige Betragen der Kinder, ihr Fleiss und die Freude an den ihnen übertragenen kleinen häuslichen Verrichtungen überall ein gutes Lob, dessen die Berichte des begleitenden Lehrpersonals gedenken. Auch die Anspruchslosigkeit der letzteren bei hingebender Pflichttreue an ihren Beruf, die stätige uneigennützige Hilfsbereitschaft der Aerzte, Geistlichen und Lehrer in den Feriencolonie-Orten hat viel zu den glücklichen Resultaten beigetragen. Mit diesen leiblichen Erträgen dürfen die sittlichen Erträge auf gleiche Stufe gestellt werden, welche die Gewöhnung an Ordnung, Reinlichkeit, Pünktlichkeit, Höflichkeit und Verträglichkeit den Kindern selbst eintrugen. Das stätige Beispiel einer liebevollen und gebildeten Umgebung, der reinigende und bildende Einfluss des Lebens in der Natur trug sich auf das Leben der Kinder im Hause über. Sie kehrten Andere heim, als sie fortgegangen waren. Sich selbst unbewusst, wurden sie die Erzieher des eigenen Familienhauses. Eltern und Geschwister konnten sich nicht dem Einflusse ihrer sittlichen Wandlungen entziehen. In dem eigenen Leben der Kinder, in ihrem Gemüths- und Geistesleben da fasste der Segen dieser sittlichen Wandlungen tiefe Wurzeln.

Weitere Fortbildung und Organisation der Feriencolonien.

Solche nach der praktischen wie idealen Seite hin gleich werthvolle Erfahrungen mussten zu dem aufmerksamen Nachdenken hinleiten, wie diesen Erfahrungen die Kraft einer dauernden Ein- und Fortwirkung auf das seelische und leibliche Entwickclungsleben der Kinder zu verleihen sei. Aus den darauf gerichteten Berathungen des leitenden Comités in der Sitzung des 19. Febr. 1882 gingen folgende Anträge hervor, deren Inhalt den, den Feriencolonieen zu Grunde liegenden sanitären und philanthropischen Intentionen eine gesicherte Grundlage schaffen sollen.

Es wurde vorgeschlagen, erstens durch das ganze

Jahr öftere Versammlungen der Kinder unter Betheiligung ihrer Colonieführer zu veranstalten, um die Verbindung, welche das gemeinsame Leben in den Sommerfrischen unter sich und zwischen den Kindern und den Führern hergestellt hatte, als ein wesentlichen Einfluss auf ihre sittliche Entwickelung übendes Mittel zu erhalten.

Zweitens durch Besuche der Bezirksdamen in den Familien der Kinder, die Wirkungen des Sommeraufenthaltes zu beobachten und dadurch ein Urtheil zu gewinnen, in wie weit und ob dieselben Kinder wiederum in die Sommerfrische zu schicken sind; überhaupt den Feriencolonieen gleichsam die Funktion von fortdauernden Pflegecolonieen zu übertragen.

Drittens soll künftig in den für die Feriencolonieen auserlesenen Orten die Wohnungen für die Kinder durch den ganzen Sommer oder doch durch mehrere Monate fest gemiethet werden, theils um eine Kostenersparniss zu erreichen, theils um einer grösseren Anzahl von Kindern die Wohlthat der Sommerfrische gewähren zu können. Auch wurde in Erwägung gezogen, ob nicht die Familien der Lehrer auf dem Lande oder in den kleinen Städten einzelne Pfleglinge bei sich aufnehmen könnten. Die Beaufsichtigung derselben solle den Colonieführern überlassen bleiben, wodurch den Privaten die persönliche Verantwortung abgenommen und die erziehenden Aufgaben erleichtert wären. Schliesslich wurde beschlossen, für die durch ihr Wohlbefinden von dem Genusse der Feriencolonieen ausgeschlossenen Kinder einen Ersatz durch Spaziergänge mit einfacher Bewirthung in den nächsten Umgebungen Berlins zu beschaffen.

Diese Anträge kommen bei der Bildung und Einrichtung der diesjährigen Feriencolonieen als massgebende Vorschläge zur Berücksichtigung. Dass gerade die Feriencolonieen wesentlich dazu beitragen, die Wege zu ebnen zu den immer mehr im deutschen Volksleben laut werdenden Forderungen einer systematischen Körperpflege der heranwachsenden Jugend im Schul- und Hausleben, davon sind heut Männer der Wissenschaft, wie gebildete Laien einstimmig überzeugt.

Der Verfasser einer Broschüre: „Woran wir leiden", weist in freien beherzigenswerthen Betrachtungen auf die Mittel zur Befriedigung dieser Forderungen hin: „Der „Jugend lehren, die Muskeln zu rühren und Gottes freie „Natur aufzusuchen, das heisst ihr die Anmuth, den „Frohsinn, die Sittenreinheit und die Kriegstüchtigkeit „geben, deren jeder Deutsche sich ohne Erröthen be- „wusst sein soll." Und er stützt am Schlusse seine Aufforderung an alle Menschenfreunde dafür nach Kräften in Deutschland zu wirken, auf des englischen Staatsmannes Disraeli Ausspruch: „Nach meiner Meinung ist „die Verbesserung des Gesundheitszustandes im Volke „diejenige sociale Aufgabe, welche allen Anderen „voran zu gehen hat und welche in erster Linie „die Aufmerksamkeit des Staatsmanns und Politikers „jeder Partei in Anspruch nehmen müsste!"

Allgemeine deutsche Pensionsanstalt für Lehrerinnen und Erzieherinnen.

Und dürfen wir Deutschen es nicht mit Stolz bekennen, dass unsre Politiker und Staatsmänner nicht draussen stehen geblieben sind, wo es galt, den auf Besserung und Hebung der Volkswohlfahrt gerichteten Bestrebungen Schutz und Unterstützung zu gewähren? Dass über der Frauenarbeit im öffentlichen Leben, und mit dieser haben wir es doch ausschliesslich zu thun, überall die fürsorgliche Hand der hohen Landesmütter und Fürstinnen sich breitet? Ist nicht die im Jahre 1875 unter dem Protektorat der Frau Kronprinzessin des Deutschen Reiches geschaffene allgemeine deutsche Pensionsanstalt für Lehrerinnen und Erzieherinnen, das gemeinsame Werk fürstlicher, staatlicher und privater Fürsorge für das Leben und die Gesundheit der Frauen, die im

Dienste der Kinderpflege und Jugendbildung arbeiten, und an diese Fürsorge gleichberechtigte Ansprüche haben, wie ihre Pfleglinge und Zöglinge? Denn was eben der Jugend an leiblicher und seelischer Pflege in Schule und Haus gewährt werden soll: die praktische Handhabung der ersten und wichtigsten Gesetze der Hygiene, der sittlichen wie geistigen Entwickelung, sie sind von Fürsten, Staat und Volk an das Herz und in die Hände der Erzieher und Lehrer, gleichviel, ob Männer oder Frauen, gelegt. —

Auf diesen Voraussetzungen beruht die Gründung des wahrhaft segensreichen Instituts, welches dem Anspruche der erschöpften Arbeitskraft und des Alters an Ruhe und Ausspannung Befriedigung geben soll; und diese Voraussetzungen finden in den schönsten Erfolgen ihre Erfüllung. Die Verwaltung der nun sechs Jahre bestehenden Anstalt wird durch ein von dem Ministerialdirektor Greiff in Berlin geleitetes Comité treu und umsichtig geführt. Die fixirten Beiträge der Nutzniesserinnen, die Liberalität theilnahmsvoller Menschenfreunde und die ausgiebige Staatsunterstützung bilden das Stammcapital, aus dessen Zinserträgen bereits im letzten Jahre sechs Pensionen im Betrage von einhundert bis neunhundert Mark gezahlt werden konnten.

Zwar nur in dem engbegrenzten Umkreis der Stadt Berlin und der nächstliegenden Ortschaften, aber gleiche Zwecke und Ziele verfolgend, schuf Miss Archer den Sanitäts-Verein für Lehrerinnen und Erzieherinnen in Berlin und Umgegend. Der von dem Publikum und besonders den an seinen Vortheilen betheiligten Frauen mit warmer Theilnahme begrüsste, sehr zweckmässig organisirte Verein trat im Jahre 1879 in's Leben und erhält sich selbst aus alljährlichen Beiträgen der Nutzniesserinnen und der zahlreichen Freunde des Vereines. So konnten aus den reichlichen Beisteuern in dem letzten

Jahre nicht nur alle medicinischen und Stärkungsmittel bestritten, auch Reiseunterstützungen für Brunnen- und Badecuren kranken und erholungsbedürftigen Lehrerinnen verabreicht werden. Die Pflege und ärztliche Behandlung der Erkrankten in der Behausung haben die Damen des Vereins und die als Mitglieder demselben beigetretenen Herrn Aerzte unentgeltlich übernommen. Der Verein hat die Stadt und Umgebung in Bezirke getheilt und je nach dem Umfang derselben die Zahl der Pflegedamen festgestellt, welche sich im stetigen Zusammenhange mit ihren Pflegebefohlenen zu erhalten haben, um den oft ganz vereinsamten Frauen das Bewusstsein eines überall erreichbaren Schutzes zu gewähren.

VII.

Gründung einer Anstalt für Hauskrankenpflege.

„In weiterer Erfüllung der ihm obliegenden „Pflichten" trat im November vorigen Jahres der Verein für häusliche Gesundheitspflege mit einem Programm in die Oeffentlichkeit, welches an die gebildeten Frauen Deutschlands ohne Unterschied der Confession die Aufforderung richtete, bei der Begründung einer Bildungsanstalt für weibliche Hauskrankenpflege der Armen in der Hauptstadt des Reiches ihre Kräfte und Fähigkeiten werkthätig einzusetzen.

Das Bedürfniss dieser im Jahre 1881 in That übersetzten humanitären Aufgabe haben wir an mehreren Stellen der vorangegangenen Abchnitte eingehend besprochen. Die kurze Rundschau dessen, was thatsächlich bereits darin geschehen ist, soll für das geschichtliche Verständniss der Berliner Neuschöpfung den weiteren Ausführungen vorangehen. Wenn wir bei dieser Rundschau den nun einmal in allen philanthropischen Bestrebungen untrennbar mit uns Deutschen verbundenen nachbarlichen Engländerinnen den Vortritt lassen müssen, so erklärt sich dies aus der einfachen Thatsache, dass dort die Frage: „ob kirchlich oder weltlich“ bei ihren Unternehmungen von vornherein garnicht in Betracht kam: „beim Wetteifer in guten Thaten weder ein Antagonismus der Meinungen, der Motive und des Objects, „noch des Bekenntnisses sich geltend machte; vielmehr „die Krankenpflege als ein neutraler Boden betrachtet „wurde, auf welchem ein Jeder neben dem in gleichen „Zwecken Arbeitenden seine volle Berechtigung hatte „und noch hat.“ (Steele, Sanitary Record, 1874.)

Elisabeth Fry.

Im Jahre 1835 versammelte Mrs. Elisabeth Fry eine Anzahl unbescholtener, wohlerzogener, opferbereiter Frauen zu einem Pflegerinnen-Verein; die ersten im Dienste der Armenkrankenpflege thätigen Frauen. Sie mussten sich zu einer dreijährigen Dienstzeit in den Hospitälern verpflichten, über deren Verwendung der Hospitalverwaltung und der ärztlichen Oberleitung die alleinige Verfügung zukam. Sie erhielten innerhalb dieses Probejahres den bescheidenen Lohn von 12—16 £. jährlich; Bekleidung und Beköstigung, welche häufig nur in Geld verabreicht wurde. Bei längerem Verbleiben im Hospitaldienste steigerte sich der Lohn auf 20—26 £. mit Anrecht an eine Invaliden- und Alters-Versorgung. Ausser dem Hospitaldienste pflegten sie die armen Kranken in ihrer Behausung unentgeltlich. Der Ertrag der im Hause bemittelter Kranken geleisteten Pflege floss in ihre gemeinschaftliche Kasse.

Bunsen über Elisabeth Fry.

Die Worte eines edlen deutschen Mannes Christian Karl Josias Bunsen, die er im Jahre 1840 in einem Appell (Elisabeth Fry an die deutschen Frauen und Jungfrauen. Als Manuscript gedruckt.) an die deutschen Frauen und Jungfrauen, gleichsam im Namen von Elisabeth Fry, richtete, charakterisiren mit so wahrem Verständniss des Frauengemüths die innere Berufstreue der ersten Pflegeschwestern und das innere Wesen ihrer Stifterin, dass sie heute noch als ein vollgültiges Motto an der Spitze der Bestrebungen im Vereinsleben der Frauen stehen dürfen. Sie galten damals vorzüglich der muthigen Entschlossenheit und Thatkraft mit welcher Elisabeth Fry die Reformen ins Werk setzte, die das Loos der Strafgefangenen in England, die Körperpflege ihrer Erkrankten, die sittliche Rettung ihrer in Elend und Verwahrlosung versunkenen Kinder umfassten. Die von Elisabeth Fry selbst unternommenen Rettungs- und Besserungsversuche in den Gefängnissen, ihr weiterer Einfluss auf das Zusammentreten barmherziger Vereine in London, wie in den grösseren Städten Englands, fand auch in Deutschland schnelles Verständniss und gab besonders in Preussen Veranlassung zu Vereinsbildungen, die von der Regierung kräftig unterstützt wurden.

„Ist nicht das Leben der christlichen Gemeinschaft „in den Werken der Liebe, die Christus von uns fordert, „in seinem eigensten und innersten Wesen, das Erbtheil „der Frau, wie die Thätigkeit im Staate und in der „Erkenntniss das Erbtheil des Mannes ist?" so lässt Bunsen Elisabeth Fry zu den deutschen Frauen sprechen. „Und hat die Frau nicht gerade da, wo sie nach „ihren Gefühlen allein wünschen kann, zu wirken und zu „schaffen, grosse Vortheile vor dem Manne? Wird ihr „nicht allgemein zugestanden, dass sie zu allen Werken „der Barmherzigkeit, der Pflege, der zarten Sorge, der „unermüdlichen Geduld ein grösseres natürliches Geschick „besitzt, ja eine grössere Kraft als der Mann? Und na- „türlich und nothwendig: denn das eigenste Leben der „christlichen Gemeinschaft ist das der Liebe und Liebe „das eigenthümliche Gebiet der Frau!"

Der gleiche Geist wahrer Frömmigkeit und Gemüthsinnigkeit beseelte die Schöpfung einer deutschen Pflegerinnenschule, welche der evangelische Pastor Fliedener 1836 in **Kaiserswerth.**

Kaiserswerth als Diaconissenanstalt gründete. Die bestimmt ausgesprochene kirchliche Form dieser ersten deutschen und protestantischen Pflegeschwestergenossenschaft findet wohl hauptsächlich in der geistlichen Stellung ihres würdigen Stifters, des schlichten frommen Gottesmannes ihre Erklärung. Was er angestrebt, geschaffen und durch fast dreissig Jahre treu verwaltet hat, das wird in allen deutschen Herzen ihm ein dauerndes Angedenken sichern. Die ersten in dem Stamm-Mutterhause Kaiserswerth gebildeten Schwestern gingen hinaus in die Welt sich ein weites, fruchtbar und erfolgreich bebautes Arbeitsfeld zu schaffen. Es entstanden Filialen, die sich zu selbstständigen Mutterhäusern mit eigenen Hospitälern nach dem Vorbilde von Kaiserswerth erhoben, und bis noch vor zehn Jahren ausschliesslich in Deutschland die Privat-Kranken- und Gemeindepflege der Armen gemeinschaftlich mit den barmherzigen Schwestern besorgten.

In England nahm die Entwickelung des von Elisabeth Fry angebahnten freiwilligen Krankenpflegesystems einen ungestörten, befriedigenden Fortgang. In den fünfundzwanzig Jahren, welche seit der Bildung der ersten Pflegeschwestern durch Elisabeth Fry verflossen waren, entstanden nicht allein in der Hauptstadt London, sondern auch in den bedeutendsten Provinzialstädten Pflegerinnenschulen. Zu den vorzüglichsten derselben gehört das in Liverpool im Jahre 1876 gegründete Pflegerinnen-Institut. Diese Anstalten stehen meist im engen Zusammenhange mit den Hospitälern, die ihnen als Lehr- und als Arbeits-Stationen dienen. Die Lehr- und Pflegeschwestern wohnen je nach den ihnen zufallenden Arbeits-Aufgaben in dem Hospital unter der Obhut der Hospitalmutter, oder in eigenen Heimstätten mit einer Oberin. Eine andere Categorie sind die Wanderschwestern, die in den Bergwerksdistricten, in den Cottage Hospitälern pflegen. Eine solche Vereinigung von Wanderschwestern ist die kleine

Gesellschaft von Frauen, die sich den Namen des Ordens der barmherzigen Samariter (Good Samaritan Order) gegeben hat und durch ihren Heroismus sich auszeichnen, mit welchem sie namentlich in schwerer chirurgischer Pflege als stets bereite und geschickte Helfer am Platze waren. Diesen Samariterinnen gehörte die durch Verstand, Frömmigkeit, Schönheit und fast fanatische Opfertreue weit und breit berühmt gewordene Sister Dora an. Sie pflegte in den Cottage Hospitals zu Walsall bei Birmingham, eines der Kohlenbezirke, wo die Epidemieen ihre reichste Nahrung fanden. Dort und in Burchill, wo sie allein die Pflege einer grossen Anzahl schwer verunglückter Bergleute besorgte, dabei durch die übermenschlichen Anstrengungen, denen sie sich rücksichtslos aussetzte, ihren frühen, schmerzvollen Tod herbeiführte, wird sie wie eine heilige Heldin verehrt. Als solche ist sie auch, bis zum letzten Athemzuge im Dienste der Krankenpflege ausharrend, gestorben! — Noch andere ältere Pflegerinnen-Gesellschaften waren St. Peter's, St. John's, All saint's Home. Die St. John's-Schwesternschaft, eine streng kirchliche Vereinigung gebildeter Frauen, machten ihre Studien in den beiden Hospitälern von Charing Cross und Kings College, wo sie nach vollendeter Ausbildung auch den Pflegedienst der Kranken zu besorgen hatten; ausserdem pflegten sie in den Häusern der Armen unentgeltlich. Die Schwestern des All Saint's Hauses, meist von vornehmer Abkunft, traten in der Mitte des Jahres 1830 als eine durchaus freie und unabhängige Pflegegesellschaft zusammen. Es musste nur die Zugehörigkeit zur anglikanischen Kirche beim Eintritt angezeigt werden. Sie standen unter dem besonderen Patronat der Königin von England und empfingen ihre Ausbildung in dem unmittelbar dem Präsidium der Königin unterstehenden University College Hospital. Der Umstand, dass die Pflegerinnen des Allerheiligenheims weitaus den grösseren

St. Johns Schwestern.

All Saints Home.

Bestand an Pflegekräften in dem University College Hospital seit beinahe fünfzig Jahren stellen, trägt nicht wenig dazu bei, dass sie neben den in dem Thomas Hospital arbeitenden Nightingale-Pflegerinnen zu den praktisch geschultesten und geübtesten gehören. Sie haben täglich an zweihundert Betten zu arbeiten, sind auch sonst in der Armenpflege sehr erfahrene und viel begehrte Pflegerinnen. Eine kleine Elite von Pflegerinnen bilden die St. Katherine

St. Katherine's Nurses.

Nurses. Die Verleihung des von der Königin von England 1879 gestifteten St. Katherinen-Ordens als Belohnung besonderer Verdienstlichkeit und Brauchbarkeit, giebt ihnen das Recht, sich nach der Stiftung zu nennen, und gewährt ihnen zugleich eine jährliche Dotation von 50 £, legt aber damit die Verpflichtung auf, jeder Zeit zur Verfügung der königlichen Patronin zu stehen, und überall, wo die Königin sie zur Pflege entsendet, Dienste unentgeltlich zu leisten.

Das evangelische Diakonissenhaus St. Baptiste (Englische Schwestern) und die aus Bibel-Missionärinnen von Mrs. Raynard zusammengesetzte Pflegegesellschaft waren vorzugsweise in den Häusern der Armen wohlthätige Helferinnen.

Zwei sehr merkwürdige Pflegegesellschaften hatte der Krimkrieg hervorgerufen, in welchen eine Anzahl tüchtiger Frauen ihre harte aber lehr- und erfahrungsreiche Schule unter der Meisterin im Pflegeberufe Miss Nightingale durchgemacht hatten. Die Schwesterschaft in dem Royal Herbert Hospital in Woolwich, sowie das Victoriaheim in dem Militärhospital zu Netley bei Southampton, widmen sich beide lediglich dem Dienste in den Militärlazarethen. Der Ruf einer vorzüglichen Disciplin und chirurgischen Geschicklichkeit führte sie oft auf Missionsreisen in die Lazarethe der aussereuropäischen Militärstationen.

Die Nightingale-Pflegeschule.

Die zweite grosse Pflegeanstalt, die Nightingaleschule, steht unter der Verwaltung der Nightingalestiftung und ist mit dem Thomashospital, welches die vorzügliche Lehranstalt der Schule bildet, verbunden. Die Oberin der Hospitalschwestern ist gleichzeitig Leiterin der Schule. Die von Miss Nightingale für ihre Pflegerinnenschule, sowie die nach dem Krimkriege verfassten Regulative für die Pflege in den Militairspitälern haben bei der Bildung gleicher Pflegeschulen in Deutschland vielfach als Muster gedient. Ihr berühmtes Handbuch über Krankenpflege dient überall als Einführung in diesen Beruf. Miss Nightingale legt darin einen besonderen Nachdruck auf die Beschaffenheit des Hospitals, in welchem die Pflegerinnen technischen Unterricht erhalten und des darin herrschenden Tones.

So widmete sie bei Schaffung ihrer Pflegeschule im Jahre 1860 grosse Sorgfalt der Einrichtung, Verwaltung und Haltung des Thomas Hospitals und ordnete auch den bis dahin noch wenig cultivirten theoretischen Unterricht an, der von besonders dazu berufenen und dafür besoldeten Lehrern ertheilt wird. Sehr grosse Anforderungen stellte sie an die Tüchtigkeit in der Pflege, an das Geschick in der Organisation und in der Verwaltung, an die Kunst, die Autorität ihrer Stellung zu behaupten, derjenigen Personen, welche das Amt der Oberin der Pflegeschule, wie auch der Hauptpflegerinnen (head nurses) ausübten. Den Letzteren wurde nämlich die Ueberwachung und Leitung der Probe- und Pflegeschwestern am Krankenbette übertragen. Sie erklärt es daher in ihrem Regulativ als eine aus Erfahrung erkannte Nothwendigkeit, „dass die Verantwort- „lichkeit für die Pflege der Kranken auch im Hospital „ebenso wie im Privathause, dass die innere Verwaltung „und Aufrechterhaltung der Disciplin in der Pflegerinnen- „anstalt wie in dem Hospital — mit einem Wort, die „Erziehung der Pflegerinnen ganz allein der Matron „oder Oberin zugestanden bleiben müsse und dieser Auto-

„rität die Hauptpflegerin sich unterzuordnen, und ebenso „die Aerzte sie zu respectiren haben.“ — Disciplin, Ordnung und Reinlichkeit in den Krankensälen sind die Parole, die an der Spitze ihres Regulativs stehen.

Metropolitan and National Nursing Association.

Im Jahre 1875 wurde die Metropolitan and National Nursing Association zur Ausübung der häuslichen Krankenpflege der Armen durch gebildete Pflegerinnen gegründet. Sie ging ebenso unmittelbar aus den Forderungen des leidenden Theiles der Londoner armen Bevölkerung hervor, als aus den Beobachtungen und Erfahrungen der im steten Verkehr mit dem Volke stehenden werk- und mildthätigen Männer und Frauen. Sie erkannten die Gewähr als eine Nothwendigkeit. Das einstimmige Zusammenwirken aller Gesellschafts- und Bildungskreise gab dieser Gewähr schnellen Ausdruck. Das Präsidium der Gesellschaft übernahm der Erzbischof von Canterbury, der Lord Mayor von London und der Graf von Shaftesbury. Patrone wurden die Herzoge von Manchester, Northumberland, Cleveland und Westminster; und eine grosse Anzahl der höchsten Würdenträger des Staates, der Kirche und der medicinischen Wissenschaften. Die vornehmsten Frauen der Geburts- und Geldaristokratie traten in das Comité ein. Der Herzog von Westminster führte den Vorsitz des aus zwanzig Mitgliedern gebildeten geschäftsführenden Ausschusses.

Das Heim für die eintretenden Pflegerinnen wurde in Mitten der Stadt London in Bloomsbury Square geschaffen. Miss Florence Lees, die ebenbürtige Schülerin und Arbeitsgenossin der Miss Nightingale trat an die Spitze des Heims, als organisatorische, verwaltende und leitende Autorität. So gross war das Interesse an der neuen Pflegeanstalt, dass schon in den ersten drei Jahren mehr als zweihundert Damen aus den besten Familien sich meldeten. Bei der Auswahl der Gemeldeten wurde mit gewissenhafter Prüfung der Befähigung für den erwählten Beruf verfahren. So wurden im vergangenen Jahre von siebenzig Meldungen (darunter siebzehn höher gebildete Damen) nur vierundzwanzig berücksichtigt. Die Ausgewählten leisten einen dreimonatlichen Pflegedienst unter der unmittelbaren Anleitung der Oberin oder deren Gehülfin. Dieser Probedienst entscheidet über ihr ferneres Verbleiben in dem Pflegeberuf. Die als tüchtig befundenen Probeschülerinnen treten in die Lehrstation des Thomas Hospitals ein, wo sie in dem Nightingale Home unter der Obhut der Hausmutter des Hospitals wohnen. Die Ausbildung in der technischen wie praktischen Unterweisung dauert ein Jahr, nach dessen Verlauf sie ein Examen vor einer ärztlichen Commission des Hospitals ablegen. In das Heim zurückgekehrt bestimmt die Oberin ihre Einordnung in den Pflegedienst der armen Kranken, welchen sie während der ersten Zeit wiederum unter der Aufsicht und Anleitung der Oberin oder einer erfahrenen Begleiterin ausüben. Diejenigen Pflegerinnen, welche sich als besonders tüchtig und selbstständig geschickt zeigen, werden als Distriktspflegerinnen verwendet, und führen die Probeschwestern in ihre Arbeiten ein.

Fünf Jahre nach der Gründung der Association, im Jahre 1880, waren bereits drei selbstständige Distrikte, von denen ein jeder vierzehn Parochieen umfasste, mit eigenen Centralstätten organisirt. Das Centralheim blieb nun ausschliesslich Heimstätte für die eintretenden Probeschwestern während der Zeit ihres Probedienstes, auch der Sitz der Verwaltung der gesammten Pflege, welche allein der Oberin der Centralheimstätte zustand. Der Abschluss dieser Organisation war noch das letzte Werk der Miss Florence Lees vor ihrem durch Familienverhältnisse gebotenen Ausscheiden aus ihrer Stellung als Oberin. Das allgemeine Bedauern, welches der Scheidenden folgte, wurde nur durch das Versprechen gemildert, welches Miss Lees gab und treu bis heute gehalten hat, in unentwegtem Zusammenhange mit ihrer Schöpfung zu bleiben. So geschieht in Wahrheit nichts, was sie nicht gutheisst. An ihre Stelle berief sie die von ihr mit besonderer Vorliebe ausgebildete Miss Mansel.

Der letzte Bericht von 1881 gewährt das Bild einer erfolgreich ausgebreiteten Thätigkeit. Ihre Herstellung erforderte beträchliche Opfer. Sie wurden mit unermüdeter Hilfsbereitschaft von den bemittelten Einwohnern getragen. Auch die Nightingale Stiftung gab nicht nur bedeutende Zuschüsse, sie verpflichtete sich zu unentgeltlicher Ausbildung der Probeschwestern in ihrem Hospital. Freilich lohnten sich diese Opfer reichlich durch die Erträge, welche einerseits die von den behandelnden Aerzten der Tüchtigkeit und Brauchbarkeit der Pflegerinnen gezollte Anerkennung diesen einbrachte; anderseits sich in den Wirkungen bemerkbar machte, welche die Anwendung und Einführung der Gesundheitsregeln auf die Kranken und die Umgebungen ausübten. „Ich habe“ — berichtet schon im Jahre 1876 Miss Lees an den Comité-Ausschuss, „stets Gelegenheit gehabt „zu beobachten, wie das Reinhalten der Zimmer ein nicht „minder wichtiges Factum in den Pflichten einer Pflegerin „repräsentirt, als die unmittelbare Sorge für die Heilung „des Kranken. Auch muss ich darauf aufmerksam machen, „dass einer Pflegerin aus den gebildeten Ständen ganz „andere sittliche Mittel des Einflusses auf die unerzogene „Volksklasse und besonders auf den notorisch Armen zu „Gebote stehen, um nöthigenfalls ihre Vorschriften zu „erzwingen, oder bei hartnäckigem Widerstand ihre Hilfe „zurückzuziehen. Nirgends habe ich bei Pflegerinnen aus „den untergeordneten Volksklassen darin Erfolgreiches „erzielen sehen.“ —

Es mag hier, am Schlusse der Besprechung englischer Pflegeeinrichtungen, die Notiz hinzugefügt werden, dass nach dem Census von 1871 sich in England 28,205 Krankenwärterinnen befanden, wobei selbstverständlich solche in Dienstbotenverhältniss, wie Kinderwärterinnen nicht eingerechnet sind.

Dr. Finkelnburg über Krankenpflege.

Der Grundsatz, dass Erziehung und Bildung allein das Wissen und Können in richtigen Einklang zu setzen wissen, brach sich in Deutschland auf allen Gebieten der Frauenfrage Bahn. Auf dem Gebiete der Gesundheits- und Krankenpflege wurde es aus den berufensten Kreisen, den ärztlichen, geradezu als eine Forderung hingestellt. Geheimrath Finkelnburg spricht sich in einem an die Frau Kronprinzess gerichteten Briefe (Godesberg d. 3. August 1878) hierüber folgendermaassen aus: „Die „Nothwendigkeit eines gut ausgebildeten und zahlreichen „Hilfspersonals für häusliche Krankenpflege, ist durch die „neueren Fortschritte der Heilkunde in ein vielfach „helleres Licht gesetzt. Wir wissen gegenwärtig, wie „manche Uebel die man ehedem mit Arzneien und Salben „zu bekämpfen suchte, nur durch strenge Reinlichkeit, „durch gute Athemluft, passende Ernährung, durch rich„tiges Verständniss für alle Fragen der Pflege bei der „Umgebung des Kranken und bei diesen selbst zu ver„hüten und zu beseitigen sind. — Die besseren Erfolge „der heutigen Chirurgie im Kriege wie im Frieden sind „nicht sowohl einer höheren operativen Technik zu ver„danken, als vielmehr der strengsten Durchführung einer „richtigen und sorgfältigen Wundwartung, der gewissen„haftesten Reinlichkeit nach allen Richtungen hin, über„haupt der consequenten Entwickelung einer aus un„mittelbarer Beobachtung und warmer Hingabe ent„sprossenen Pflegekunde, deren Fortschritte man „mindestens ebenso sehr den glücklichen Inspirationen „einer Miss Nightingale und andrer Laien, als den heil-

„kundigsten Männern der Wissenschaft verdankt. Auch „der geschickteste Operateur verschliesst sich heute nicht „der Anerkennung, dass seine Erfolge am Krankenbette „ganz und gar abhängig von der Verständigkeit und „Zuverlässigkeit der Wartung sind, welche dem Kranken „zu Theil wird. So steht das Bedürfniss der genügen-„den Ausbildung einer an Zahl, Sachverständig-„keit und Bildung befriedigenden weiblichen „Krankenpflege als ein immer dringender werdendes „im Vordergrund. Es muss statt des bisherigen nie-„drigen Heilpersonals ein höheres Pflegepersonal erzogen „werden, welches befähigt wird, als Mandatare der „behandelnden Aerzte mit technischer Fertigkeit und „wissenschaftlicher Sachverständigkeit zu arbeiten und „zu wirken."

An dem Material dazu fehlte es bei uns nicht, wohl aber an der Einsicht, dass dessen Nutzbarmachung in dem Berufe der Krankenpflege die weitaus würdigste und verdienstlichste Stellung der Frau bereite, und die Natur ihr die dazu nothwendigsten moralischen Gaben und Kräfte verliehen, welche sie nur anzuwenden braucht. Und dies zu thun kann da nicht schwer fallen, wo Erziehung, Sitte und Bildung von Kindheit auf diesen Gebrauch gelehrt hat. „Unzweifelhaft die besten Krankenpflege-„rinnen würden die sein, die mit dem Gehorsam der „katholischen Schwestern eine wissenschaftliche Aus-„bildung vereinigten, die noch keine Genossenschaft bis „jetzt empfangen hat. Etwas von dieser Auffassung lag „zwar der Stiftung von Kaiserswerth zu Grunde. Aber „die Bildung der Schwestern wurde nicht umfassend „genug ertheilt. Der Plan einer Krankenwarteschule „ist sehr wichtig, und es wäre jetzt gleich nach dem „Kriege der geeignetste Augenblick dafür. Hier in „Berlin könnten sehr wohl Damen sich vereinigen, um „die Ausbildung in dem Krankenpflegedienste zu er-

Eine Denkschrift über Ausbildung von Krankenpflegerinnen.

„werben, wozu unsere Hospitäler so lange gute Schulen „sein dürften, bis ein eigenes Mutterhaus und Hospital „geschaffen wäre. Die ausgebildeten Pflegerinnen könnten „dann an andren Orten Filialen errichten, die mit dem „Mutterhause in Verbindung blieben. Sie müssten bei „diesen Reisen, sowie in ihrer Thätigkeit überhaupt, „Dienstkleidung und Dienstabzeichen tragen. Auch „müssten regelmässige Prüfungen abgehalten werden, „bei denen auch wohl Preise ausgesetzt werden könnten. „Denn die Erfahrung lehrt, dass ohne sorgfältige Beach- „tung auch scheinbar kleiner Dinge sich grosse Zwecke „nicht erreichen lassen. In der Aussendung von kleinen „Missionen, um überall, selbst in fremden Ländern, „Bildungsanstalten zu errichten, beruht zum Theil das „Geheimniss von Kaiserswerth und zahlreichen andern „derartigen Anstalten."

So schrieb die Frau Kronprinzessin von Preussen im Jahre 1867, wo schon ihr ganzes Denken und Streben darauf gerichtet war, in Berlin eine Pflegerinnenschule zu schaffen, und in solcher Frauen aus den besseren Ständen für eine tüchtig geschulte und streng disciplinirte Krankenpflege zu erziehen. Der Anfang des Jahres 1870 dafür gereifte Plan blieb Entwurf, weil der Ausbruch des Krieges eine weitere Ausführung unterbrach. Der gnädigen Gewähr meiner Bitte, von diesen interessanten Denkschriften Einsicht nehmen, und ihren Inhalt für meine Aufgabe benutzen zu dürfen, danke ich den Gewinn eines inhaltreichen und werthvollen Materials. Was ich bei dessen Studium aus den gedankenreichen Vorschlägen der hohen Frau hier zusammengefasst habe, das dürfte den unmittelbar an dieser humanitären Aufgabe Betheiligten als lehrreiche Winke, den weiteren gebildeten Kreisen als Aufforderung zu gleich aufrichtiger, opferbereiter Theilnahme dienen.

Die Denkschrift für Herstellung einer Krankenpflege-

und Warteschule stellt als erste Forderung „den Eintritt gebildeter Frauen“ aus den besseren Ständen in dem Alter von 20 Jahren aufwärts voran. „Den Töchtern, „namentlich den hinterlassenen Waisen der Offiziere und „Beamten, die eine gute häusliche und Schulerziehung „genossen haben, soll vorzugsweise Berücksichtigung zu „Theil werden. Sie treten als Probeschülerinnen in das „für ihre Aufnahme geschaffene, unter der Obhut einer „Oberin stehende Heim ein, haben eine dreijährige prak„tische und theoretische Lehrzeit durchzumachen, nach „deren Abschluss eine Prüfung stattfindet. Mit dem „Unterricht in den Hauptlehren der Naturwissenschaften „und Hygiene, passend ausgewählten Capiteln aus den „Grundzügen der Anatomie, Medicin und Chirurgie soll „ein Cursus in der Wochen- und Kinderpflege verbunden „werden. Tüchtige Leistungen, und besonders ausge„zeichnete Fähigkeiten berechtigen bei einer gleichzeitig „guten Erziehung und Bildung zum Aufrücken in die „Stellen der Oberpflegerinnen, aus welchen später die „Oberinnen gewählt werden.“ Auf die Garantie der Altersversorgung nach treuer Dienstzeit legt die Denkschrift einen besonderen Nachdruck. Auch die Ausstellung von Entlassungsattesten bei vorkommendem Uebergang in ein Hospital oder in die Privatpraxis ist darin bedacht. Das Attest habe alle Branchen der Krankenpflege zu bezeichnen, für welche die Pflegerin geeignet sei, damit auf diese Weise den Familien Berlins Gelegenheit gegeben werde für specielle Krankheitsfälle in dem Büreau des Heims die wünschenswerthe Pflegekraft zu erhalten.

Gutsituirte Krankenpflegerinnen, die nur aus Passion die Krankenpflege erlernen, sollen vorzugsweise in der Armenkrankenpflege Verwendung finden. Ausländerinnen, welche den Krankenpflege - Cursus ganz oder theilweise durchzumachen wünschen, haben eine entsprechende Pension an das Heim zu zahlen. Die Berufsbildung derselben muss aber ebenfalls in dem Hospitaldienste erworben werden. „Sollten einzelne „Damen eine besondere Neigung in sich fühlen, die ambulatorische Krankenpflege zu erlernen, und zu ihrem „hauptsächlichsten Pflegeberuf zu erwählen, so muss die „Ausbildung derselben in die Hände von Frauen, unter „Beirath von Aerzten, gelegt werden, weil den Frauen „am besten eine erfolgreiche Controle, Leitung und Auf„sicht über Angehörige ihres Geschlechtes zusteht. Dieses „Liebeswerk könnte um so erspriesslicher gedeihen, wenn „hochgestellte Damen dessen Organisation und Ueber„wachung in ihre Hand nehmen wollten, und dadurch „den Pflegerinnen das Bewusstsein erhalten bliebe, einer „Genossenschaft anzugehören und sich überall unter einem „liebevollen Schutze zu wissen. Es soll damit kein Orden „geschaffen werden, es soll eine freie Samariterverbin„dung sein, an keine Zeit gebunden, jeden Augenblick „dem Rufe des Hilfsbedürftigen folgend, und ihre Hilfs„bereitschaft überall da entgegenbringend, wo unerwartete „Unglücksfälle plötzliche Hilfe erheischen. Sollten diesem „Liebesdienste sich nicht alle Herzen öffnen, da auch „der bereiteste Wille der Ordensschwestern ihm nicht „Genüge thun kann, weil sie durch Pflichten an ihr „Ordenshospital gekettet sind?"

Zehn Jahre sind darüber hingegangen, dass diese guten und edlen Gedanken aus fürstlichem Munde ausgesprochen wurden. Die Zeit und die Erfahrung hat sie zu Thaten gereift, welche mit ihren Zielen und Zwecken in der gründlichsten und vielseitigsten Ausbildung der Krankenpflegekunst wurzeln.

Neuere deutsche Pflegevereine.

Den bis jetzt in Deutschland darin erreichten Erfolgen, wie den in der Vorbereitung begriffenen Neuschöpfungen wollen wir nun näher treten, so weit uns zuverlässige Quellenkenntniss und sachkundige Belehrung zur Seite gestanden hat. Ihre Ausgangspunkte sind die beiden letzten Kriege von 1866 und 1870—71. Die nach denselben entstandenen freiwilligen weltlichen Pflegerinnenschulen zerfallen in zwei Zeitgruppen von 1867 bis 1873 und von 1875 bis in die neuesten Tage.

Karlsruhe. Die Bildungskeime waren zum Theil in den bereits bestehenden Landes-Frauen-Vereinen für die Pflege der Verwundeten gegeben, theils hatten die Forderungen des Augenblicks sie geschaffen und zu selbstständigen freien Formen entwickelt. Zu den ersteren gehört die aus dem innerhalb des Landes-Vereins bestehenden Pflegerin-Institut im Jahre 1876 umgewandelte Pflegerinnen-Schule in Karlsruhe, in welcher Frauen aller Stände, aber mit besonderer Berücksichtigung der gebildeten und besseren Stände systematisch für den Pflegedienst ausgebildet werden sollten. Die Frau Grossherzogin widmete dem Unternehmen grosse Aufmerksamkeit, sendete selbst die ihr vorgelegten Statuten an Miss Nightingale zur Begutachtung. Mit den Hospitälern von Heidelberg, Mannheim und Pforzheim wurden Verträge abgeschlossen über die praktische und theoretische Unterweisung der Lehrschwestern. In Karlsruhe wurde das Heim für die ausgebildeten Pflegeschwestern gegründet. Ausser dem darin gewährten Lebensunterhalt erhielt eine jede Pflegeschwester einen Gehalt von 130 Mark, der innerhalb sechs Jahre auf 350 Mark stieg. Bei dieser Gewähr wurde durch den Abzug von 5 pCt. der Anspruch auf Invalidität und Altersversorgung sicher gestellt. Durch das ganze badische Land fand das Vorbild des Karlsruher Vereins Nachahmung in allen grösseren und kleineren Städten.

Darmstadt. Fast in demselben Jahre 1867 und zu gleichem Zwecke sammelte sich in Darmstadt ein kleiner Specialverein. Er hatte bei der Bildung seiner Pflegeschule mit schweren

Anfängen zu kämpfen, deren Ursachen nicht in dem Mangel an Interesse und Neigung der gebildeten weiblichen Bevölkerung, vielmehr in dem Mangel an Geldmitteln, die Angebote zu verwerthen, zu suchen war. Um so ehrenvoller half die Opferwilligkeit der an sich auf sehr bescheidene Subsistenzmittel beschränkten Einwohnerschaft der Stadt und der grossmüthige Verzicht der eintretenden Lehrschwestern auf ihr erstes Gehalt, bis die finanzielle Bedrängniss überwunden sein würde. Im Jahre 1869 war die Organisation der Anstalt vollendet. Die Ausbildung übernahmen unentgeltlich die Krankenhäuser der Stadt, die Diakonissenanstalt sowie die Universitätsklinik in Giessen. Die im Mai 1870 entworfenen Statuten und Regulative wurden von der Frau Grossherzogin Alice, deren werkthätiges Interesse der jungen Anstalt bis zu ihrem Tode zugewendet blieb, unmittelbar an Miss Nightingale zur Prüfung eingesendet. Bei der Rücksendung derselben an die Frau Grossherzogin äusserte sich Miss Nightingale ganz besonders über die Wichtigkeit und Bedeutung, welche die Disciplin in dem Krankenpflegeberufe habe, und wie von der strengsten Ausübung allein die Erfolge am Krankenbette im Hause, wie im Hospital abhingen.

Ein Brief von Miss Nightingale.

„Der Mangel an Disciplin und Unterordnung ist unter „Umständen entscheidend über Leben und Tod des Kran-„ken. Wir verstehen unter Disciplin die Kunst des auf „Einsicht beruhenden Gehorsams für die Vorschriften der „ärztlichen Autorität und für die leitenden Grundsätze „der Krankenanstalt. Dies schliesst, wie ich voraussetze, „die Kunst in sich, das Gefühl persönlicher Verantwort-„lichkeit bei allen im Pflegedienst beschäftigten Personen „zu erwecken, das Gefühl persönlicher Verantwortlichkeit „für jede Handlung und jede Dienstleistung. Man kann „dies auch die Kunst der Organisation nennen. Denn „ohne dass nicht jede einzelne Person im Pflegedienste

„genau unterwiesen ist, wie sie ihre Arbeit zu thun hat, „wie sie Andern helfen soll und Niemand hindern darf, kann „keine organisch gegliederte, in einander greifende Ordnung „bestehen. Für die Oberpflegerin, welcher andere Zwangs„mittel nicht zu Gebote stehen, um sich den erforderlichen „ordnungsmässigen Gehorsam zu verschaffen, als die Er„werbung des Vertrauens auf ihre grössere Sachkennt„niss, ihre Geschicklichkeit und ihr Lehrtalent weiss ich „aber kein besseres Mittel, als durch den wirklichen Be„sitz dieser Eigenschaften, sich dieses Vertrauen zu er„werben. Es ist weit leichter, in einer geistlichen Hier„archie blind zu gehorchen, als mit Verantwortlichkeit „Gehorsam zu üben oder Befehle zu ertheilen, da wo „der Gedanke der Gewissensfreiheit unseres Zeitalters „maassgebend ist."

Bald nach der Beendigung des Krieges wurde 1874 mit neuen finanziellen Opfern eine Heimstätte für die Pflegeschule in Darmstadt geschaffen. Jetzt arbeiten bereits unter der Anleitung einer Oberin vierundzwanzig bis dreissig ausgebildete Pflegerinnen im Dienste der Hauskrankenpflege. In Mainz hat eine Filiale des Alice-Krankenpflegevereins ein gleich erfolgreiches Arbeitsfeld sich geschaffen. Eine nach dem Tode der Frau Grossherzogin Alice aus deutschen und englischen Sammlungen zu ihrem Angedenken gegründete Stiftung bildet das Stammcapital des Alice-Krankenpflegerinnenvereins.

Dresden. Eine dritte Pflegerinnenanstalt, der Verein der Albertinerinnen in Dresden datirt mit ihren Filialen Leipzig und Chemnitz auch aus dem Jahre 1867. Das Carolahaus, die Heilstätte der verwundeten Krieger in den Jahren 1866, 1870 und 1871 wurde nun das freundliche Asyl der Lehr- und Berufsschwestern im Dienste der Hauskranken- wie Hospitalpflege. Mit einer behaglichen Existenz sind die Vorzüge stärkender Wald- und Höhenluft und der schönen Lage an den Ufern der Elbe verbunden. Die Thätigkeit der Albertinerinnen umfasst die Stadt Dresden und die bis in dem sächsischen Theil des Erzgebirges reichenden Umgebungen. Einzelne Ortschaften haben sich Filialen gegründet, müssen aber oft ihre Zuflucht zu dem Pflegebestand des Stamm-Mutterhauses nehmen. Der Ruf ihrer Pflegegeschicklichkeit hat den Albertinerinnen weit und breit das Vertrauen der Bevölkerung, ihrer Tugenden und ihrer trefflichen Disciplin die Achtung der mitarbeitenden Aerzte erworben. In ihren Protectoren, dem sächsischen Königspaare, besitzen sie warmherzige Förderer ihrer verdienstlichen und pflichtgetreuen Thätigkeit. Der numerische Bestand des Instituts der Albertinerinnen ist schon seit vielen Jahren sechsig bis hundert Pflegerinnen betragend. Wenn dazu noch eine auskömmliche Anzahl von Diakonissinnen und barmherzigen Schwestern als Pflegekräfte in Stadt und Land gerechnet werden dürfen, die auch wacker arbeiten, so sollte man den Bedarf überhaupt für gedeckt halten. Und doch schliessen die Berichte aller dieser Anstalten mit denselben Klagen, dass der Bedarf die leistungsfähige Gewähr weit überschreitet.

Noch empfindlicher machen sich diese Klagen in den sächsischen Herzogthümern geltend. Zwar bestand in Jena bis 1877 eine Vereinigung gebildeter mildthätiger Frauen, welche auf eigene Kosten ihre Ausbildung in den Universitätskliniken sich erworben hatten und dann den Pflegeberuf entweder als Erwerb oder als Liebeswerk fortsetzten. Einzelne derselben gingen wieder an die in Weimar constituirte Pflegerinnenschule über, und wurden bei deren Herstellung nützliche Berather. Ein kleines von einer Oberin gehütetes Heim umschloss in Weimar die eintretenden Pflegeschwestern. Jena blieb die Lehrstätte derselben. Der Gehalt, welchen

Thüringen.

die ausgebildeten Berufsschwestern empfingen, war auf den bescheidenen Betrag von 130 Mk. jährlichen Taschengeldes beschränkt. Bei besonderer Verdienstlichkeit wurde ihnen eine Gehaltszulage, oder 20 Mk. Unterstützung zu einer Erholungsreise verabreicht. Ein Anspruch an Pension ist dabei nicht zugestanden; vielmehr ist eine Gewähr derselben von dem Vorhandensein der Mittel und dem Nachweis grosser Bedürftigkeit nach sechsjähriger Dienstzeit bedingt. Um so rühmlicher ist der Eifer und die Pflichttreue, mit welcher im Jahre 1880 die neun Pflegeschwestern, welche den ganzen Bestand des Instituts ausmachten, ihrem Berufe oblagen. Sie wurden in vierzehn Ortschaften des Grossherzogthums und der angrenzenden Thüringer Lande vertheilt. Die ihnen übertragenen Pflegen gehörten zu den opferschwersten und gefahrvollsten. Denn die örtlichen und climatischen Verhältnisse, die zerstreute und einsame Lage der Flecken und Dörfer in Berg und Thal erheischen ungewöhnliche physische Kraft und Ausdauer und nicht minder moralischen Muth und Entsagung.

Frankfurt a. M.

Frankfurt a. M. zählt noch zu den, unmittelbar nach dem Kriege von 1866 selbständig ins Leben getretenen Pflegeinstituten in Süd- und Mitteldeutschland. Die Frankfurter Pflegeschule löste sich von dem Pflegeverein für verwundete Krieger als ein Specialverein ab. Seine Begründer gingen von der Ueberzeugung aus, dass es eine Nothwendigkeit sei, in Friedenszeiten tüchtige, systematisch geschulte und wissenschaftlich unterrichtete Pflegerinnen heranzubilden, die mit der Bildung des Herzens die Erziehung im guten Familienhause verbinden. Die Herren Dr. Varrentrapp und Dr. Spiess haben das Verdienst, diesen Ideen das Herz der Bevölkerung Frankfurts erschlossen zu haben. Gerade in der Zeit ernster politischer Meinungsconflicte und gelockerter

Finanz- und Verwaltungsverhältnisse setzte Dr. Spiess die Herstellung der Krankenpflegerinnenschule durch. Mit zwei Schwestern, die bei einer Bürgerwittwe dürftig untergebracht wurden, musste angefangen und länger als zwei Jahre gearbeitet werden. Die Sorge für die Ausbildung derselben, wie der neu hinzutretenden Pflegerinnen erforderte nicht blos Opfer, auch moralischen Kampf gegen Vorurtheile und Widersprüche. Endlich gelang es im Mai 1871 Fühlung mit dem Vaterländischen Frauenvereine unter dem rothen Kreuze und damit eine feste Basis für die junge Schöpfung zu gewinnen. Ein neues Comité wurde gebildet, neue Statuten und Regulative für die Pflegerinnen festgestellt. Das Vereinshaus wurde ihre Heimstätte. Ausser dem üblichen Unterhalt von Kost, Wäsche und Dienstkleidung erhielten sie ein durch drei Jahre steigendes Gehalt von 168—300 Mk. Das Bürgerhospital wurde 1868 als Lehrstätte gewonnen und neben demselben wurde das von der Baronin Carl von Rothschild erbaute Clementiner Mädchenhospital eine gute Schule für die ausgebildeten Pflegerinnen. Eine Alters- und Invalidenversorgung wurde durch Selbstbetheiligung, resp. Einzahlung hergestellt.

„Seitdem haben sie wacker gearbeitet, und sind in „den schweren Kriegsjahren und über diese hinaus die „echten Pioniere gesunder Anschauungen in allen Kreisen „der Gesellschaft geachtet gewesen und sich und ihrer „grossen Aufgabe treu geblieben. Sie sind die besten „Gehülfinnen der ärztlichen Kunst, indem sie dem „Kranken überall bringen, was ihm Noth thut. So „werden sie in den Hütten der Armuth erfolgreicher „als lange theoretische Abhandlungen die sociale Frage „lösen helfen durch anspruchlose, selbstverläugnende, „dienende Liebe!" (Ehlert.)

Die zweite Zeitgruppe deutscher Pflegeinstitute repräsentiren die Städte Kiel, Bremen, Hannover und Kiel.

Cassel. Das Mutterhaus in Kiel wurde im Jahre 1873 als Heimstätte der ersten sechs Pflegeschülerinnen eröffnet. Die Bevölkerung begrüsste das längst erwünschte Institut mit ungetheiltem Interesse, und ermöglichte durch reichliche Geldspenden, dass zwei Jahre später, 1875 das Mutterhaus erweitert, und eine Poliklinik und ein Kinderhospital eingerichtet wurden. Die Zahl der Pflegeschülerinnen wuchs schnell heran. Im Jahre 1881 arbeiteten bereits zwanzig bis dreissig ausgebildete Pflegerinnen in Stadt und Umgegend. Auch im Lande, besonders in Rendsburg, Sonderburg, in der Kinderheilstätte Wyk übernahmen sie feste Pflegeverpflichtungen, sendeten auch nach Hamburg und Magdeburg Pflegekräfte aus. Die gründliche Schule, welche in den beiden technischen Lehrfächern von dem dirigirenden Arzte, Prof. Dr. Esmarch, nicht nur organisirt, sondern in der chirurgischen Klinik von ihm selbst als Lehrer geleitet wird, der ausgezeichnete theoretische Unterricht in den vier akademischen Kliniken ziehen nicht nur die berufsmässigen Schülerinnen an, sie üben auch weit über die Grenzen Holsteins hinaus eine Zugkraft, welche viele fremde Hospitanten in die Reihen der Lehrschwestern mischt. Es wurden drei Regulative für das Mutterhaus geschaffen; eine Hausordnung für die Oberin, eine andere für die Pflegerinnen und besondere Dienstinstructionen für die Hospitalpflege, wie für die Pflege der Armen im Hause. Neben freier Station im Mutterhause, Dienstkleidung und sonstigen Berufsbedürfnissen wird ein jährliches Taschengeld von 150 Mark gewährt mit einem Abzug von 5% behufs Begründung einer Alterspension.

Das freundliche Einvernehmen, welches die weltliche Schwesternschaft des Mutterhauses in Kiel mit den geistlichen Schwesternschaften der drei grossen Diakonissenhäuser Schleswig, Altona und Flensburg überall aufrecht erhält, wo sie zu gemeinsamem Wirken sich zusammenfinden, giebt der Gesammtthätigkeit der Krankenpflege in der Provinz Schleswig einen durchweg einheitlichen Charakter. Freilich entspricht dieser Art die Kraft und die Stetigkeit, mit welcher der kernige Holsteiner „der Worte wenige, der Thaten viele“ auf die Fahne seiner humanitären Bestrebungen schreibt.

Magdeburg. In einem Vortrage des Medicinalraths Dr. Sendler in Magdeburg, welchen er im März 1881 in der Sitzung des Vereins für öffentliche Gesundheitspflege gehalten hat, und in demselben die Begründung eines Pflegerinnenheims in Magdeburg beantragte, zu dessen Herstelluug ein Magdeburger, Herr Kahlenberg in nachahmungswerthem Gemeinsinn ein Gründungscapital von 100,000 Mark gesichert hat, hebt der Redner zur Begründung seines Antrags die Resultate hervor, welche Bremen seit fünf Jahren bereits mit seinem Pflegeinstitut erzielt hat.

Bremen. Mit zwei Lehrschwestern wurde die Pflegeschule in Bremen im Jahre 1876 eröffnet. Mit zehn geprüften Berufsschwestern arbeitete die Anstalt im Jahre 1879. Eine Heimstätte für die eintretenden Schwestern wurde Ende des Jahres 1879 fertig gestellt. Durch einen bedeckten Corridor waren die Räume der Heimstätte mit der Lehrstätte verbunden, die aus einem Barackenhospital mit 24 Betten, Männer- und Frauensaal und Operationszimmer bestand. Das umfangreiche Gebäude ist mit einer Veranda und einem grossen Garten umgeben, die beide ausschliesslich den Reconvalescenten zum Aufenthalt dienen. Die Oberin und die Pflegeschwestern wohnen in den anliegenden Wirthschaftsgebäuden, in welche auch die Asyle für die Altersversorgung verlegt sind. Die Pflegeschwestern zerfallen in Lehr-, Hilfs- und Berufsschwestern. Die Lehrschwestern zahlen 3—500 Mark Caution. Die Lehrzeit beträgt zwei Jahre; dann müssen sie sich zu fünfjährigem Verbleiben in der Anstalt verpflichten und erhalten jährlich 150 Mark. Die Hilfsschwestern erhalten 300 Mark, die Berufsschwestern 600 Mark. Fünf Procent werden in die Pensionskasse gezahlt. Die Anstalt wurde mit einer einzigen Lehrschwester eröffnet. Im Jahre 1878 waren bereits acht geprüfte Lehrschwestern als Berufsschwestern thätig und im Jahre 1880 die Zahl der Berufsschwestern bereits auf sechszehn gestiegen. Die finanziellen Opfer eines grossen Baues, inbegriffen eine Baracke, betrugen 149,000 Mark. Das daraus entstandene Deficit wurde durch die grossherzige Liberalität der Einwohnerschaft und die Zuschüsse an Verpflegungsgeldern der Kranken zum Theil gedeckt, auch halfen die sichtlichen Erfolge und das Vertrauen des Publikums über die schweren Jahre hinweg.

Clementinenhaus in Hannover.

Unter dem Namen des Clementinenhauses besteht in Hannover ein vortreffliches gut-organisirtes und geleitetes weltliches Pflegerinnen-Institut. Durch den Anschluss an den Provinzial-Frauen-Verein für Kriegspflege, welchen das Clementinenhaus mit Wahrung seiner Autonomie und mit der Verpflichtung, dem Verein dienstbar für dessen Pflegezwecke in den Lazarethen und Polikliniken zu sein, im Jahre 1872 ins Werk setzte, gewann das Institut an innerer Kraft und Festigkeit. Die Anstalten des Vereins wurden nutzbare Lehrstätten und Arbeitsfelder für die Schwestern. Ihre Thätigkeit erstreckte sich bis nach Göttingen, wo sie eine Filiale gründeten, an welche sie neun Schwestern abgeben mussten, die in vier Universitätskliniken arbeiteten. Auch das Krankenhaus in Celle, die Irrenanstalt in Detmold ein Kinderhospital in Dresden wurden von den Pflegerinnen des Clementinenhauses in Hannover besorgt. Die reichen Zuflüsse, welche aus den Spenden der Privatwohlthätigkeit und den Provinziallandständen in die Kasse des Clementinenhauses flossen, ermöglichten den Bau eines Hospitals und einer Poliklinik, auch den Neubau der Heimstätte innerhalb der Jahre 1879 bis 1881. Eine deutlichere Rechtfertigung als diese Kundgebungen der allgemeinen öffentlichen Theilnahme konnte die Oberin der Anstalt, Fräulein von Lützerode, wohl kaum den Verdächtigungen gegenüberstellen, welche exclusive oppositionelle Stimmen ausstreuten, als strebe die Oberin darnach in antireligiöser Richtung auf die pflegenden Schwestern und die gepflegten Kranken einzuwirken. Mit ernster Würde weist sie in dem letzten Berichte von 1881 diese lieblosen Vorwürfe zurück und ihre Schlussworte charakterisiren treffend die Stellung der Pflegerinnen nach innen und nach aussen:

„Das Clementinenhaus bekennt sich in seinem in„ternen Leben klar und fest als ein christliches Haus. „Es ist interconfessionell, indem es zuletzt selbstredend „wie alle anderen Pflegeanstalten bei seinen Pfleglingen und „deren Familien in keiner Weise auf ihr religiöses Bekennt„niss oder ihren ethischen Standpunkt — sondern allein „auf die vorliegende Pflegebedürftigkeit Rücksicht nimmt, „und lediglich die Ausübung der Krankenpflege und die „Förderung des leiblichen Wohles der Gepflegten seinen „Schwestern zur Aufgabe und Pflicht macht. In einem „zwar in strenger Zucht geregelten aber familienhaften „Verbande gesammelt, in welchem die Krankenpflege „einfach als ein allgemeiner Beruf ausgeübt wird, be„trachtet das Clementinenhaus alle andren Schwestern„schaften als verwandte Berufsgenossen und geht Hand „in Hand mit ihnen, das unermessliche und unerschöpf„liche Arbeitsfeld der Krankenpflege zu bebauen.“ —

Das Regulativ der Anstalt schreibt vor Allem den strengsten Gehorsam gegenüber den Hausgesetzen wie den ärztlichen Verordnungen vor. Die Schwestern erhalten jährlich 250 Mk. Taschengeld und bei auswärtigem Krankendienst 75 Mark Reiseremuneration. Kleidung, Leibwäsche, Mäntel und Kappen werden ihnen jährlich viermal gegen Rückgabe des Gebrauchten geliefert. Eine zehnjährige treue Dienstzeit berechtigt zu dem Anspruch an Ruhegehalt, von welchem Genuss nur die mit dem vierzigsten Lebensjahre in das Pflegeinstitut eintretenden ausgeschlossen sind.

Cassel. In Cassel war bis zum Jahre 1875 den Forderungen einer systematischen Pflegeschule und eines Vereins von Hauskrankenpflegerinnen nicht genügt worden, so dringlich auch diese Forderungen an den dort aus den Kriegen stammenden Frauenverein unter dem rothen Kreuze herantraten. In Wahrheit ist in Cassel in dem Jahre 1875 die erste systematisch ausgebildetete Krankenpflegerin in Funktion getreten. Sie wohnte mit noch einigen allmählich hinzutretenden Schwestern in dem Vereinshause. Das letzt verflossene Jahr 1881 schaffte endlich dem allgemeinen Verlangen, welches sich in reichlichen Beisteuern seitens der Bürgerschaft aussprach, Befriedigung. Im Sommer des Jahres 1881 wurde für die Pflegerinnen der Bau eines Wohnhauses, eines Hospitals und einer Poliklinik in Angriff genommen, und ist jetzt ein fertig gestelltes und für den Gebrauch eingerichtetes Institut. Die neue Pflegeschule wird unter dem Namen der Augusta-Stiftung ausschliesslich zur Ausbildung für Hauskrankenpflegerinnen dienen. Auch wird bei der Meldung der Pflegeschwestern auf ihre sociale Stellung Rücksicht genommen, bezüglich ihrer Bildung eine gute Schulerziehung in einer höheren Töchterschule verlangt. Als Oberin ist eine in Bremen ausgebildete Pflegerin berufen worden.

Weitere eingehende Berichte über deutsche Pflegerinnen-Institute konnte ich nicht erlangen. Der in Breslau gebildete Verein der Augusta-Schwestern, ausschliesslich in dem Hauskrankenpflegedienste der Armen und Bemittelten beschäftigt, wurde mir als sehr verdienstlich und tüchtig in seinen Leistungen gelobt.

Eine gleiche Anerkennung geniessen die Rudolphinerinnen in Wien, die ebenfalls vorzugsweise sich dem Hauskrankenpflegedienste widmen, und die Paulinen-Schwestern in Wiesbaden. Dass ausserdem in den deutschen Hauptstädten München, Stuttgart, Braunschweig, wie in mehreren Provinzialstädten Pflegerinneninstitute meist im engen Zusammenhange mit dem vaterländischen Frauenvereine und als Sectionen der demselben angehörenden Landesfrauen-Vereine bestehen, ergiebt sich aus den speciellen Berichten, welche die Geschichte der Vaterländischen-Frauen-Vereine unter dem rothen Kreuze enthält.

VIII.

Die Pflege-institute in Berlin.

Werfen wir nach dieser kurzen Uebersicht nord- und süddeutscher Krankenpflegeinstitute einen Blick auf die gleichen Einrichtungen in der Hauptstadt. Im Allgemeinen lässt sich sagen, dass für die Hospitalpflege in den meisten Hospitälern der Bedarf ziemlich entsprechend, dagegen für die häusliche Pflege der Armen, sowie der Bemittelten in völlig unzureichender Weise gesorgt ist. Die Hospitalpflege ruht in den Händen kirchlich organisirter Schwesterschaften in den drei Diaconissenanstalten, nämlich dem Elisabeth-Krankenhause, dem Lazarus-Krankenhause und in Bethanien, sowie in dem katholischen Hedwigs-Hospital. Diesen schliesst sich nahe an das Augusta-Hospital, dessen Pflegegenossenschaft sich zwar in vielen Punkten von den Diaconissenhäusern unterscheidet, aber ebenfalls confessionellen Charakter besitzt, die kirchliche Einsegnung der Pflegerinnen beibehält, dieselben mit ihren religiösen Bedürfnissen an einen bestimmten Geistlichen (den Anstaltsgeistlichen) verweist und das Tragen der Dienstkleidung auch ausserhalb des

Dienstes verlangt. Die Charité hat seit einigen Jahren in einem grossen Theile der Anstalt die Pflege in die Hand von Diaconissen gegeben, nicht gerade, soviel man hört, weil die Direction eine besondere Vorliebe für dieselben hätte, als aus dem einfachen Grunde, dass Krankenpflegerinnen von zuverlässigem Charakter und von Erfahrung in ihrem Berufe zur Zeit überhaupt sonst nicht in grösserer Anzahl vorhanden sind, da es eine höhere Krankenpflege ausserhalb der kirchlichen Genossenschaften bis jetzt so gut wie gar nicht giebt. Es kann auch wohl nicht dem geringsten Zweifel unterworfen sein, dass gegenüber dem bisher in der Charité ausschliesslich beschäftigten Pflegepersonal ganz untergeordneter Beschaffenheit die Diaconissenpflege an sich einen grossen und erfreulichen Fortschritt darstellt. Von all den bezeichneten Anstalten geben nur das Elisabeth-Krankenhaus einige wenige, sowie die mit dem Augusta-Hospital verbundene Pflegeschule eine etwas grössere Anzahl von Pflegerinnen in die häusliche Privatpflege in der Stadt ab. Bei den übrigen reichen die vorhandenen Kräfte nicht weiter, als dem zum Theil ja sehr grossen Bedarf innerhalb der stets mit Kranken gefüllten Anstalten und den damit verbundenen auswärtigen Filialen zu genügen.

Die häusliche Krankenpflege.

Die häusliche Pflege der Armen, sowie die Privatpflege bemittelter Kranken würde somit fast leer ausgehen, wenn nicht ein paar Institute beständen, die freilich völlig ausser Stande sind, dem grossen Bedarf der Millionenstadt zu genügen, aber doch eine gern gesuchte und, soweit die geringe Zahl es ermöglicht, bereitwillig gewährte Hilfe und Zuflucht bieten. Das sind die katholischen grauen Schwestern, die seit langen Jahren in Berlin durch ihr stilles, geräuschloses, anspruchloses Wesen bekannt und beliebt sind und von Arm und Reich gern gesucht werden. Ihr Mutterhaus ist in Neisse.

Sodann sendet das Paul Gerhardtstift seine Diaconissen in die Gemeindepflege einer kleineren Anzahl von Parochieen. Schliesslich sei der vor schon zehn Jahren von der Gräfin von Rittberg gegründete und von ihr bis heut als Oberin geleitete Schwesternhilfsverein genannt. Gerade für die Privatpflege in bemittelten Familien ist das Institut von grösstem Werthe, da die demselben angehörenden Pflegerinnen gesuchte und unentbehrliche Hilfe der Aerzte sind. Die verdiente Oberin hat eine Reihe von Jahren hindurch reiche Kenntnisse und Erfahrungen im Augusta-Hospital erworben. Sie bekennt selbst, wie sie bei Organisation des Vereins und bei Ausbildung und Verwendung der Schwestern im Anfange mit grossen Schwierigkeiten zu kämpfen gehabt habe. Doch wusste ihre Energie und Ausdauer dieselben zu überwinden. Die gebildete Bevölkerung Berlins kam ihr mit Vertrauen und Unterstützung entgegen. Ausser der Verpflegung und Dienstkleidung ist ein monatliches Taschengeld von 20—35 Mark ausgesetzt, selbstverständlich ohne jeden Anspruch auf Pension oder Alterversorgung, deren Herstellung nach dem neuesten Bericht der Oberin sofort in Angriff genommen werden soll, wenn die Höhe des aus milden Beiträgen gebildeten Stammcapitals die nöthigen Mittel dazu sichert. — Die privatim prakticirenden Krankenwärterinnen, deren Zahl man in Berlin auf gegen 200 veranschlagen darf, dürfen wir hier ausser Acht lassen. Obgleich Ausnahmen unter denselben zu verzeichnen sind, sind sie im Grossen und Ganzen als nach Charakter, Bildung, Wissen und Erfahrung auf einem völlig untergeordneten Standpunkte stehend anzusehen, die in keiner Weise auch den bescheidensten Ansprüchen der Patienten und der Aerzte zu genügen vermögen. Denn das muss denn doch immer wieder ausgesprochen und anerkannt werden, dass es heutzutage mit der altmodischen Art unerzogener und ungebildeter, roher, einer ordentlichen technischen Ausbildung und Schulung entbehrender Wärterinnen, die mehr niedere Dienstboten als Krankenpflegerinnen im modernen Sinne sind, ganz und gar nicht mehr geht. Und wo man sich noch mit dergleichen behilft, sei es in den Häusern der Kranken, sei es in einzelnen Hospitälern, da geschieht es nur, weil man im alten Schlendrian weiterwandelnd, das neue Bessere noch nicht kennt, oder weil wirkliche Pflegerinnen noch zu spärlich sind, um jedem Bedarf zu genügen.

Wir stehen also vor einem grossen Deficit an Pflegekräften. Jedes Unternehmen ist freudig zu begrüssen, welches hier helfend eintreten will, welches, sei es ausbauend zu den bisher bestehenden verdienstvollen Bestrebungen hinzutreten, sei es ergänzend sich neben sie stellen und in die Lücken treten will, welche die zu geringe Zahl der auf diesem Gebiete arbeitenden Frauen bisher noch hat offen lassen müssen.

Die häusliche Pflege der Armen ist der wundeste Punkt, hier gilt es am ersten einzutreten. Die Hospitäler können sich selbst die nöthigen Pflegekräfte erziehen, die bemittelten Kranken können immerhin noch die besten unter den vorhandenen Kräften für sich zu gewinnen suchen, den kranken Armen aber in ihren Wohnungen hilft Niemand. Bis auf ein paar Gemeindediakonissen, deren Zahl leider völlig verschwindet in der grossen Stadt, giebt es Niemand, der die kranken Armen in ihren Wohnungen aufsuchte, ihnen in Unterstützung und Ergänzung der ärztlichen Thätigkeit eine geschulte Pflege angedeihen liesse, ihre Wunden verbände, für geeignete Nahrung und gute Luft sorgte, mit einem Worte nach dem Rechten bei ihnen sähe. Es giebt Gottlob genug Frauen und Mädchen auch in Berlin, die die Häuser der Armen aufsuchen, ihnen mit Rath und Hilfe zur Hand sind in ihren Sorgen und Kümmernissen, und ihnen Theilnahme zeigen. Aber in Krankheitsfällen reicht das nicht aus, der gute Wille und das liebevolle Herz muss über die Kenntniss und Erfahrung einer geübten Krankenpflegerin verfügen, um hier von wirklichem Nutzen zu sein.

Gründung des Victoriahauses zur Ausbildung von Krankenpflegerinnen für den Hauskrankendienst.

Da hat sich denn nun auf Anregung und besonderen Wunsch seiner hohen Protectorin der Verein für häusliche Gesundheitspflege im Frühjahr 1881 entschlossen, an die Ausfüllung dieser Lücke heranzutreten und die Gründung einer „Anstalt zur Ausbildung von Krankenpflegerinnen für den Hauskrankendienst“ in die Hand zu nehmen.

Die Thätigkeit des aus dem Verein hervorgegangenen Comités hat sich vorläufig darauf richten müssen, geeignete Damen aufzusuchen, die Neigung und Fähigkeit für diesen Beruf verbanden mit Bereitwilligkeit gerade dieser besonderen Thätigkeit sich zu widmen, für die geeignete Ausbildung dieser Damen zu sorgen und durch Entwerfung von Statuten und Sammlung von Geldern die formale und finanzielle Begründung der Anstalt in Angriff zu nehmen. Was zunächst den ersten Punkt angeht, so ist das Comité bisher recht glücklich gewesen. Unter den sich Meldenden hat das Comité, beziehentlich die Vorsitzende desselben, Frau A. Helmholtz, bis jetzt sieben Damen als besonders geeignet für den schwierigen Krankenpflegeberuf gefunden. Drei von diesen sind zur Ausbildung nach Kiel an die Universitätsklinik des Prof. Esmarch geschickt worden, eine andere wird in dem Krankenhaus Bethanien in Berlin ausgebildet und zwei sollen zu gleichem Zwecke im Herbst in das Charité-Krankenhaus eintreten. Die künftige Oberin aber, als welche in Fräulein Fuhrmann eine in jeder Hinsicht wohlgeeignete Persönlichkeit in Aussicht genommen wurde, befindet sich seit mehr als Jahresfrist als Pflegeschülerin in der berühmten Nightingale-Pflegeschule des Londoner Thomashospitals. Nach Abschluss ihrer Lehrzeit dort wird sie noch zu einem neunmonatlichen Aufenthalt in das Heim für Armenpflegerinnen, welches die Metropolitan and National Nursing Association unter der Oberaufsicht von Mrs. Craven (Miss Florence Lees) in Bloomsbury Square unterhält, übersiedeln, um auch in dieser Richtung ihrer künftigen Thätigkeit eine in jeder Hinsicht musterhafte Schulung zu erwerben. Am Schlusse dieses Jahres wird Frl. Fuhrmann nach Berlin zurückkehren, um die Leitung des um diese Zeit auch von den übrigen Pflegerinnen zu beziehenden provisorischen Heims in der Steinmetzstrasse zu übernehmen. Die Thätigkeit der Pflegerinnen unter den Armen der Stadt in Gemeinschaft mit den Aerzten, Geistlichen und Armenpflegern kann sich nur allmälig und schrittweis entwickeln. Auf das Dankbarste ist die Bereitwilligkeit anzuerkennen, mit welcher Prof. Dr. Esmarch, der ja auch durch die Begründung der Samaritervereine neuerdings wiederum das warme Herz für humane Bestrebungen bewiesen hat, sich der Erziehung eines Theiles der Pflegerinnen in den Kieler Krankenhäusern annimmt. In Berlin haben die Herren Geh. Rath Prof. Dr. Leyden, Director der Universitätsklinik in der Charité, und Sanitätsrath Dr. Goltdammer, dirigirender Arzt in Bethanien, sich zur unentgeltlichen Uebernahme der Ausbildung bereit erklärt.

Im Anhang geben wir den Abdruck des Entwurfs eines Statuts für die neue Anstalt, für welche die Annahme des Namens „Victoria Haus“ gnädigst gestattet worden ist. Die Frage der Altersversorgung der Pflegerinnen hat zur Zeit der Berathung des Statuts vor einigen Monaten noch nicht definitiv geregelt werden können. Dieselbe ist aber auf das Allerbestimmteste in Aussicht genommen und wird mit der Eröffnung des Pflegerinnenheims in Kraft treten. Das Heim selbst, das Victoria-Haus, ist nicht nur zur Aufnahme der thätigen Pflegerinnen, sondern auch gleichzeitig als Asyl für die invalid gewordenen Pflegerinnen gedacht und beabsichtigt. Gerade diesem Gegenstande wendet die hohe Protectorin ihr besonderes Interesse zu.

Die Damen und Herren, welche die Aufgabe übernommmen haben das neue Unternehmen durch die ersten Entwickelungsstadien hindurchzuführen, hoffen aber noch mehr von seiner Wirksamkeit in der Zukunft, als was zunächst als unmittelbare praktische Aufgabe in Angriff genommen werden kann. Zunächst lässt sich hoffen, dass bei weiterer Entwickelung des Instituts und wenn eine grössere Anzahl geeigneter Damen dem Pflegeberufe sich zu widmen bereit ist, auch die Privatpflege bemittelter Kranken in einem gewissen Umfange in die Hand genommen werden kann. Es würde damit das Institut in einem gewissen Umfange von den Beiträgen wohlthätiger Freunde unabhängiger werden, indem die für den Pflegedienst in den Häusern Bemittelter von diesen gezahlten Entschädigungen eine Einnahmequelle darstellen würden, die das Institut wenigstens zum Theil auf eigene Füsse stellen könnte.

Weiterhin besteht die Absicht und der Wunsch, der Erziehung und wissenschaftlichen Ausbildung der Pflegerinnen ein möglichst hohes Niveau zu geben, wie es den neueren Anforderungen der Aerzte und der medicinischen Wissenschaft an den Pflegeberuf entspricht. Die Entwickelung der ärztlichen Wissenschaft und Kunst geht, wie wir das an einer anderen Stelle dieser Schrift bereits angedeutet, seit lange mehr und mehr dahin, weniger alles Heil in der Darreichung von Arzneien, von Tropfen und Tränken zu suchen, sondern in allen Fällen Viel, in vielen Fällen aber Alles von der Versetzung des Kranken in gute und richtige Lebens- und Heilungsbedingungen zu erwarten, wie sie in Ruhe, in passender Lagerung, zweckmässiger und sorgsamer Ernährung, guter und unverdorbener Luft gegeben sind, damit aber der eigenen Thätigkeit und Verantwortlichkeit der pflegenden Umgebung des Kranken ein viel weiteres Feld nützlicher Einwirkung zu eröffnen. Dazu kommen die unendlich viel höher gespannten Anforderungen, die die moderne chirurgische Behandlungsweise in ihren complicirten Verbandmethoden an die pflegenden Hilfskräfte stellen muss. Man kann aus dem Munde der Chirurgen Klagen genug über die ausserordentlichen Schwierigkeiten hören, welche ihnen die Einführung z. B. der Lister'schen Wundbehandlung bei einem wenig intelligenten und wenig vorgebildeten Pflegepersonal vielfach bereitet hat. Auch macht sich unter solchen Aerzten, die der Krankenpflege ein lebhaftes Interesse zuwenden, mehr und mehr die Ueberzeugung geltend, dass durch intelligente, gut vorgebildete und sachkundige Pflegerinnen eine viel genauere, zuverlässigere und die ärztliche Thätigkeit ergänzende Beobachtung des Kranken und des Krankheitsverlaufes erzielt werden kann, die schliesslich dem Erfolge der Behandlung nur zu Gute kommen kann. Die Forderung einer höheren wissenschaftlichen Ausbildung der Krankenpflegerinnen ist demnach eine nach allen Richtungen berechtigte und nothwendige. Sie setzt aber allerdings ein höheres Maass von Begabung und Bildung als Vorbedingung voraus, als bisher durchschnittlich bei denen zu finden war, die sich diesem Berufe widmeten. Der gute Wille und die innerliche Neigung und Hingabe an den Beruf allein, so unentbehrlich sie sind, reichen nicht aus. Um diese Zwecke zu erreichen, wird die Leitung der Anstalt bestrebt sein müssen, ein höheres Maass von allgemeiner Bildung als Vorbedingung für die Annahme von Pflegerinnen zu stellen, als bisher in ähnlichen Unternehmungen die Regel war. Freilich werden diese Pläne erst dann zur vollen Reife gelangen können, wenn die Anstalt zur Ausbildung der Krankenpflegerinnen in eine dauernde

Verbindung mit einem der grösseren Krankenhäuser Berlins getreten sein wird, ein Wunsch, dessen Erfüllung hoffentlich in nicht zu ferner Zeit realisirt werden wird. Das Hospital müsste die Lehrstätte abgeben und es würden dort regelmässige Unterrichtscurse in den Elementen der Gesundheitspflege, der Krankenpflege, der Anatomie, Physiologie, der Krankheitslehre und der Chirurgie von erfahrenen und wissenschaftlich gebildeten Aerzten abzuhalten sein.

Wenn ein günstiger Stern über diesem Unternehmen waltet, wenn die im Vorhergehenden angedeuteten Hoffnungen und Pläne zur Erfüllung heranreifen sollten, so würde nicht nur den in dem „Victoria-Haus" ausgebildeten Pflegerinnen eine höbere technische Ausbildung in dem Krankenpflegeberufe gegeben werden, als bisher in Deutschland erzielt oder auch nur erstrebt worden, sondern es würde damit auch ein Schritt geschehen sein, die technische Krankenpflege überhaupt auf einen höheren Standpunkt zu erheben. Und nicht nur technisch — auch social würde der Krankenpflegeberuf sich heben und indem eine geachtete sociale Stellung in diesem Berufe auch denen geboten werden könnte, die nicht in eine geschlossene, kirchlich organisirte Schwesterschaft einzutreten gewillt sind, würden, wie wir auf das Innigste hoffen, die deutschen Mädchen und Frauen zahlreicher und freudiger als bisher, statt müssig und unbefriedigt durch das Leben zu gehen, sich einem Berufe zuwenden, der ihnen einen anständigen Lebensunterhalt, die nützlichste Thätigkeit und die tiefste Befriedigung für jedes echte Frauengemüth gewährt. Damit aber würde — und dies wollen wir dem jungen Unternehmen als unsren Segenswunsch mit auf den Weg geben — das „Victoriahaus" eine Anregung, ein Beispiel und ein Muster auch für weitere Kreise in Deutschland werden.

Schluss.

„Der Inhalt der grossen Wissenschaft der schönen „Frauenseele ist der Mensch. Ihre Weltweisheit ist nicht „Vernünfteln sondern Empfinden. Ihre Stärke liegt „in dem Gemüthscharakter und die Merkmale dieser „Stärke sind die diesem Gemüthscharakter eigenthüm- „lichen Begabungen: Herz, Talent und Erfahrung. Der „Beruf der Frau in der Familie und ausserhalb derselben „ist Arbeiten und Wirken für Besserung und Linderung „der Schäden, physischen wie moralischen, materiellen „wie intellectuellen, in der menschlichen Gesellschaft „wie im Volke; — also die praktische Handhabung der „humanitären und philanthropischen Grundsätze. Ein „solcher Beruf ist die das Weib auszeichnende Kraft „und Würde!“ (Kant.)

Ein solcher Beruf ist der Frauen Arbeit an den Siech- und Krankenbetten der Armen. Wie deutsche Frauen ihn auszuüben verstanden haben, davon legen diese Blätter manches schöne Zeugniss ab. Die Frauen der Gegenwart werden nicht zurückbleiben des Denkers Worte in Thaten umzuwandeln. Auch sie werden des „Frauengemüths Charaktereigenschaften, Herz, Talent und Erfahrung“ daransetzen, in fleissiger Arbeit das Werk fertig zu stellen, dessen erster Theil die Wahrung und Erhaltung des Lebens und der Gesundheit ihrer Nebenmenschen umfasst, dessen letzter Theil in der Erreichung des grossen nationalen Zieles gipfelt, ein gesundes, ein gesittetes, ein gebildetes Volk zu sicherem Bestand und zu wahrhaftigem Glück erzogen zu haben.

Anhang.

A.

Literatur.

Deutsche Schriften und Uebersetzungen.

Geschichte des Vaterländischen Frauenvereins unter dem rothen Kreuze. Auf Befehl I. M. der Kaiserin herausgegeben. 1880.

Handbuch der deutschen Frauenvereine unter dem rothen Kreuz. Berlin 1881.

Geschichte des badischen Frauenvereins, Festschrift zur Feier der silbernen Hochzeit des Grossherzogs und der Grossherzogin. Karlsruhe 1882.

Eigenbrodt, Dr. C., der Alice-Frauenverein für Krankenpflege, seine Entstehung und leitenden Grundsätze, seine Leistungen und Ziele. Darmstadt 1872.

Runge, Dr. Fr., die Krankenpflege als Feld weiblicher Erwerbsthätigkeit gegenüber den religiösen Genossenschaften. Berlin 1870. Lüderitz.

Rechenschaftsbericht des Berliner Vereins für häusliche Gesundheitspflege für die Zeit vom 1. Apr. 1879— 1. Oct. 1880. Nebst Bericht über die Feriencolonien. Berlin 1881.

Die Schwestern vom rothen Kreuz und das Vereins-Krankenhaus in Bremen. Bremen 1881.

Fünfter Jahresbericht des Vereins für Ausbildung von Krankenpflegerinnen in Bremen 1880.

Elisabeth Fry, an die christlichen Frauen und Jungfrauen Deutschlands. Worte eines christlichen Freundes von Elisabeth Fry. Als Handschrift 1840.

Denkwürdigkeiten aus dem Leben von Amalie Sieveking. In deren Auftrage von einer Freundin derselben verfasst.

Mit einem Vorwort von Dr. Wichern. Hamburg. Agentur des Rauhen Hauses. 1860.

Florence Nightingale, die Pflege der Kranken und Gesunden. Von der Verfasserin autorisirte deutsche Ausgabe nach der 2. Auflage der Notes on Nursing. Bearbeitet von Franziska von Bunsen. Leipzig 1861.

Florence Nightingale, Rathgeber für Gesundheits- und Krankenpflege, übersetzt von Dr. Paul Niemeyer. Leipzig 1882.

Billroth, Dr. Th., Die Krankenpflege im Hause und im Hospitale. Zum Besten des Rudolphiner-Vereines. 2. Auflage Wien 1881.

Florence S. Lees, Handbuch für Krankenpflegerinnen. Auf Wunsch I. M. der Kaiserin Augusta in deutscher Sprache herausgegeben von Dr. Paul Schliep. Berlin 1874.

Marie Simon, die Krankenpflege. Theoretische und practische Anweisungen. Leipzig 1876.

Taschenbuch für Krankenpflegerinnen. 1882. Herausg. von der Pflegerinnen-Anstalt in Weimar. Vierter Jahrgang. Weimar 1882.

(Carl Schrader), Armen-Krankenpflege. Beilage zur „Tribüne“ No. 171, 2. April 1882.

(Nanni Nisbet), die Krankenpflege, ein Beruf für gebildete Frauen. National-Zeitung 1882 No. 71 und 73, 11. und 12. Februar.

Professor Dr. Leyden, Geh. Medic.-Rath, die häusliche Krankenpflege der Armen. National-Zeitung 1882 No. 181, 19. April.

Nordwest, Gemeinnützig-unterhaltende Wochenschrift. Herausgegeben von A. Lammers. Bremen.

Verhandlungen und Resolutionen der Wander-Versammlungen des „Deutschen Vereins für öffentliche Gesundheitspflege“ in der Deutschen Vierteljahrschrift für öffentliche Gesundheitspflege von Varrentrapp und Spiess.

Güterbock, Dr. Paul, die englischen Krankenhäuser im Vergleich zu den deutschen Hospitälern. Berlin 1881.

Güterbock, Dr. Paul, die öffentliche Reconvalescentenpflege. Leipzig 1882.

Esmarch, Prof. Dr. Fr., die erste Hülfe bei plötzlichen Unglücksfällen. Ein Leitfaden für Samariter-Schulen in fünf Vorträgen. Leipzig 1882.

Frankfurt a. M. in seinen hygienischen Verhältnissen und Erinnerungen. Festschrift zur Feier des 25 jährigen Doctor-Jubiläums des Geh. San.-Rath Dr. G. Varrentrapp. Redigirt von Dr. M. Spiess. 1882.

Classen, F. C., Dr. med., der Gesundheitsfreund. (No. 7 der Hausbücher im Verlage von Gundert in Stuttgart. 50 Pfg.)

Schlegel, Emil, die menschliche Bekleidung. Mit 10 Holzschnitten. (No. 8 der Hausbücher. Gundert Stuttgart. 50 Pfg.)

Reclam, Prof. Dr. med., Gesundheitsschlüssel für Haus, Schule und Arbeit. Leipzig. (50 Pfg.)

Reclam, Prof. Dr. med., Nahrungsmittel und Speisewahl, Leipzig. Brockhaus (50 Pfg.)

S. Wolffberg, Dr. med., Gesundheits-Katechismus für Haus und Schule. Bonn. Strauss 1881.

Emil Hartwig. Woran wir leiden. Freie Betrachtungen und nützliche Rathschläge. Düsseldorf 1882.

J. H. Witte in Bonn: Kant und die Frauen. Separatabdruck aus Nord und Süd. Band 7 Heft 19.

Englische und andre ausländische Schriften.

Florence Nightingale, Notes on Nursing: what it is, and what it is not. London 1860.

— — Notes on nursing for the labouring classes. Sixtieth Thousand. London 1881 (50 Pfg.).

— — The trained nursing and the sick poor. London 1881.

— — Introductory notes on lying-in institutions, together with a proposal for organizing an institution for training midwives and midwifery nurses. London 1871.

Florence Lees, Handbook for hospital sisters. London 1874.

Catherine Wood, Handbook of nursing for the home and the hospital. London 1870.

Zepherina Veitch, Handbook for nurses for the sick. London 1876.

Dr. Dyce Duckworth, Sick nursing especially a woman's mission. London 1877.

Edward Domville, a Manual for hospital nurses and others engaged in attending on the sick. London 1875.

James Allan, Notes on fever nursing. London 1879.

Mrs. Edward Pease, Hints on nursing the sick. Intended for the use of girls' schools. London. (20 Pfg.)

Octavia Hill, Homes of the London poor. London 1872.

Caroline Emelia Stephen, the service of the poor. London 1871.

Margaret Lonsdale, Sister Dora, a biography. London and Leipzig 1880.

Dr. Charles West, on hospital organization with special reference to the organization of hospitals for children. London 1877.

Dr. Steele, on nursing. Sanitary Record, a journal of Public Health. 1874 and 1875.

Sixth Report of the Metropolitan and National Nursing Association for providing trained nurses for the sick poor. London 1882.

The twenty-fourth annual report of the Ladies' Sanitary Association. April 1882. London.

Seventh annual report of the Society of the Training School for Nurses, attached to the Bellevue Hospital, New York. New York 1880.

Dr. Bourneville, Manuel Pratique de la Garde-Malade et de l'Infirmière, 3 vol. Paris 1878.

Manuals of Health, published by the Society for Promoting Christian Knowledge (jeder Band 1 Mark):

Dr. Parkes, On personal care of health.

Noel Hartley, Water, air and disinfectants.

Dr. Richardson, Health and occupation.

Dr. Bernays, Food.

Dr. de Chaumont, The habitation in relation to health.

Le Gros Clarke, Physiology.

Nachstehend folgen die Titel einiger der kleinen populären hygienischen Schriften (Popular Tracts on Health), die von der Ladies' Sanitary Association herausgegeben werden. Es sind bisher 71 derartige Tractätchen im Ganzen in 1,213000 Exemplaren ausgegeben worden. Der Preis der einzelnen Schrift beträgt 5, 10 und 20 Pfennig.

The cheap doctor; a word about fresh air. (Der billige Arzt; ein Wort über frische Luft.)

The power of soap and water. (Die Macht des Wassers und der Seife.)

On dress; its fetters, frivolities and follies. (Über Kleidung; ihre Fesseln, Frivolitäten und Narrheiten.)

On Fever. (Ueber Fieber.)

Evils resulting from rising too early after childbirth. (Die Leiden, die aus zu frühem Aufstehen im Wochenbett entstehen.)

What can window gardens do for our health? (Wie kann der Blumenschmuck unsrer Fenster unsrer Gesundheit nützen?)

The worth of fresh air. (Der Werth frischer Luft.)

The use of pure water. (Der Nutzen reinen Wassers.)

The value of good food. (Der Werth guter Nahrung.)

The influence of wholesome drink. (Der Einfluss eines gesunden Getränks.)

Household trials and how to meet them. (Häusliche Sorgen und wie ihnen zu begegnen.)

Work and Play. (Arbeit und Spiel.)

How to manage a baby. (Wie man mit einem kleinen Kinde umgeht.)

Women's work in sanitary reform. (Die Aufgabe der Frauen in der Reform der Gesundheitspflege.)

How do people hasten death? (Wie die Leute ihren Tod beschleunigen.)

The secret of a healthy home. (Das Geheimniss eines gesunden Hauses.)

How to rear healthy children. (Wie man Kinder gesund grosszieht.)

On temperance. (Ueber die Mässigkeit.)

B.

Regulativ für das Victoria-Haus,

Anstalt

zur Ausbildung von Krankenpflegerinnen für den Hauskrankendienst.

I.

Zweck der Anstalt.

§. 1. Zweck und Bestimmung des V.-H. f. Kr. ist die Ausübung der Armenkrankenpflege in Berlin durch gebildete und für ihren Beruf gründlich vorbereitete Pflegerinnen, und die Ausbildung von Pflegerinnen für diesen Beruf.

II.

Aufsicht und Leitung.

§. 2. Das V.-H. f. Kr. ist eine Anstalt des unter dem Protectorate I. Kais. Hoheit der Frau Kronprinzessin stehenden Berliner Vereins für häusliche Gesundheitspflege und wird nach dessen Statut verwaltet.

§. 3. Zur Verwaltung der Anstalt besteht ein eigener Vorstand dessen Organisation und Geschäftskreis in den §§. 6—11 beschrieben ist.

§. 4. Die Leitung der Anstalt geschieht durch eine Oberin, welche eine gründliche Ausbildung in der Krankenpflege besitzen muss. Die Wahl der Oberin erfolgt durch den Vorstand und bedarf zu ihrer Gültigkeit der Bestätigung durch die Protectorin.

III.

Unterhaltung der Anstalt.

§. 5. Die Unterhaltung der Anstalt erfolgt aus den vom Verein für häusliche Gesundheitspflege dazu überwiesenen Mitteln und aus den ihr direct zugehenden Zuwendungen.

IV.

Organisation und Geschäftskreis des Vorstandes.

§. 6. Der Vorstand (§. 3.) besteht aus mindestens 12 und höchstens 18 Mitgliedern. Der Vorstand wird jedesmal auf eine Periode von 3 Jahren gewählt und zwar 10 Mitglieder durch das leitende Comité des Vereins, die übrigen durch Cooptation. Der Vorstand bestimmt für die gleiche Zeit über die Vertheilung der Geschäfte des Vorsitzes, der Schrift- und Kassenführung. Der Vorsitz kann nur einem der vom leitenden Comité gewählten Mitglieder übertragen werden. Die Bestimmung über den Vorsitz bedarf der Genehmigung der Protectorin. Die Oberin hat den Sitzungen des Vorstandes beizuwohnen.

§. 7. Dem Vorstande liegt ob:

die allgemeine Verwaltung der Anstaltsangelegenheiten,

die Feststellung der Grundsätze für die Ausbildung der Krankenpflegerinnen und für die Ausübung der Pflege,

die Vertretung der Anstalt nach aussen, soweit solches nicht der Oberin übertragen wird,

die Berichterstattung an das leitende Comité.

Zur Besorgung einzelner Geschäfte oder Geschäftszweige kann der Vorstand Ausschüsse ernennen und mit den ihm zweckmässig erscheinenden Befugnissen ausstatten. Gleich nach der Constituirung des Vorstandes und mit gleicher Amtsdauer, wie dieser, müssen aber die zwei in den nachfolgenden §§. bezeichneten Ausschüsse eingesetzt werden.

§. 8. Zur Überwachung der laufenden Verwaltung, zur Entscheidung über die Aufnahme und die Beibehaltung von auszubildenden Pflegerinnen, zur Beaufsichtigung der in der Ausbildung befindlichen Pflegerinnen und zur Entscheidung über die definitive Annahme von ausgebildeten Pflegerinnen als Pflegerinnen des Vereins wird ein Ausschuss (geschäftsführender Ausschuss) eingesetzt, in welchen das den Vorsitz führende Mitglied und vier andre Mitglieder des Vorstandes gewählt werden, und zu welchen ausserdem die Oberin hinzugezogen wird.

§. 9. Die dem Vorstande angehörenden Aerzte bilden den ärztlichen Ausschuss, welcher die gesammte technische Ausbildung der Pflegerinnen zu leiten und zu überwachen, Prüfungen über die technische Befähigung abzuhalten und eventuell Befähigungszeugnisse auszustellen hat.

§. 10. Der Vorstand muss sich vorbehalten

die Bestimmung über die Einnahmen und Ausgaben, die die Rechnungs- und Cassenführung, die Aufstellung des Jahresetats;

die Bestimmung über die Anstellung und Entlassung der Oberin, über die Zahl und Besoldung der anzustellenden Pflegerinnen und über die Zahl der zur Ausbildung anzunehmenden Pflegerinnen;

die Bestimmung über wesentliche Aenderungen in der Einrichtung der Anstalt,

den Geschäfts-Verkehr mit dem leitenden Comité.

§. 11. Der Vorstand tritt in der Regel einmal monatlich, ausserdem so oft das den Vorsitz führende Mitglied es für nothwendig hält oder mindestens 6 Mitglieder es verlangen zu Sitzungen zusammen, welche in der Regel 3 Tage vorher unter Angabe der Tagesordnung berufen werden müssen. Zur Beschlussfähigkeit des Vorstandes ist die Hälfte der Mitglieder erforderlich. Die Beschlüsse sind Majoritätsbeschlüsse, bei Stimmengleichheit entscheidet die Stimme des vorsitzenden Mitgliedes.

V.

Aufnahme und Ausbildung der Pflegerinnen.

§. 12. Die Anmeldung zur Aufnahme als Probepflegerin geschieht, wenn möglich, durch persönliche Vorstellung, sonst schriftlich, bei der Oberin.

§. 13. Bedingungen der Aufnahme sind:

ein Alter von 25—40 Jahren. Von dieser Bestimmung sind Ausnahmen zulässig,

ein befriedigendes ärztliches Zeugniss über den Gesundheitszustand der Candidatin,

eine ausreichende Bildung.

Ausser dem ärztlichen Gesundheitszeugniss sind bei der Anmeldung einzureichen:

ein von der Candidatin selbst verfasster und selbstgeschriebener Lebenslauf,

Empfehlungen bekannter Personen oder in Ermangelung dieser ein Führungsattest von einem Geistlichen oder der Ortsbehörde,

ein Taufschein oder Geburtszeugniss,

ein Revaccinationsattest.

§. 14. Die Candidatin bleibt zunächst einen Monat auf Probe in dem V.-H. und wird daselbst, oder schon in einem Hospital mit der Art ihrer künftigen Beschäftigung bekannt gemacht.

§. 15. Ist sie nach Ablauf dieses Monats geeignet zur Erlernung der Krankenpflege befunden worden, so erhält sie die weitere Ausbildung in einem Hospital.

Diese Ausbildung dauert ein Jahr, während dessen die Probepflegerin in der Regel in dem Hospital wohnt.

§. 16. Beim Eintritt in den Unterricht verpflichtet sie sich durch Unterzeichnung einer Erklärung, nach Ablauf ihres Ausbildungsjahres zwei Jahre als Krankenpflegerin des Victoriahauses thätig zu sein, und den für die Pflegerinnen dieser Anstalt geltenden Bestimmungen Folge zu leisten.

§. 17. Zur Sicherung dieser Verbindlichkeit ist eine Caution im Betrage von 300 Mark zu stellen. Hiervon sind 60 Mark sofort beim Antritt des Probemonats zu zahlen, auf deren Wiedererstattung die Candidatin keinen Anspruch hat, wenn sie nach Ablauf dieses Monats ausscheidet. Der Rest der Caution ist nach Ablauf des Probemonats zu zahlen.

Die gesammte Caution bleibt Eigenthum der Pflegerin, wenn dieselbe das Ausbildungsjahr und die beiden Dienstjahre als Pflegerin des V.-H. vollendet und ist derselben nach Ablauf dieser drei Jahre zurück zu erstatten. Die Caution verfällt, wenn die Pflegerin während dieser drei Jahre freiwillig ausscheidet, oder ihre Ausschliessung nothwendig macht. (§. 22.)

§. 18. Während des Ausbildungsjahres erhält die Pflegerin freie Wohnung und Beköstigung.

VI.

Allgemeine Bestimmungen für die Pflegerinnen und ihre Thätigkeit.

§. 19. Nach Beendigung der Ausbildung tritt die Probepflegerin als Krankenpflegerin in den Dienst des V.-H.'s. Sie erhält nunmehr neben freier Wohnung und Beköstigung in der Anstalt und freier Dienstkleidung, die sie während ihrer dienstlichen Thätigkeit zu tragen gehalten ist, ein Gehalt von 300 Mark jährlich, welches sich nach einem Jahre auf 400 und bei guten Leistungen später bis auf 600 Mark erhöht.

Die Pflegerinnen dürfen für sich keine Belohnung annehmen und ihnen etwa gewährte Geschenke haben sie der Anstalt abzuliefern.

§. 20. Die Oberin ist die Vorgesetzte der Pflegerinnen. Sie hat für die weitere technische Ausbildung und Vervollkommnung der Pflegerinnen Sorge zu tragen. Sie vertheilt die Pflegerinnen in der Krankenpflege-Arbeit, führt sie in dieselbe ein und beaufsichtigt sie darin.

Sie ist dem Vorstande verantwortlich.

§. 21. Jede Pflegerin soll, wenn irgend möglich, jährlich einen Urlaub von vier Wochen erhalten.

§. 22. Vor Ablauf der drei Jahre kann der Vorstand die Entlassung einer Pflegerin wegen grober Pflichtverletzung, Unverträglichkeit oder unehrenhaften Benehmens beschliessen. Eine solche Entlassung wird, falls nicht eine unzweifelhaft schwere Verschuldung vorliegt, nur dann beschlossen werden, wenn wiederholte Ermahnungen erfolglos geblieben sind.

Eine entlassene Pflegerin verliert jeden Anspruch an die Anstalt.

§. 23. Zwingende persönliche Verhältnisse, welche einer Pflegerin den Austritt wünschenswerth machen, werden von dem Vorstande thunlichste Berücksichtigung erfahren. Auch kann in solchen Fällen die verfallene Caution oder ein Theil derselben zurückerstattet werden.

§. 24. Nach Ablauf der drei Jahre kann der Austritt und die Entlassung ohne Angabe von Gründen nach einmonatlicher Kündigung erfolgen.

§ 25. Für jede Pflegerin wird ein Sparbuch angelegt werden, welches nach ihrer eigenen Verfügung verwaltet wird.

§. 26. Im Erkrankungsfalle hat jede im Dienst der Anstalt stehende Pflegerin Anspruch auf freie Verpflegung und ärztliche Behandlung in der Anstalt oder in einem Hospital.

§. 27. Der Vorstand wird bemüht sein, eine Pflegerin, die wegen dauernder Kränklichkeit entlassen werden muss, geeigneten Falles nach Kräften zu unterstützen.

Sobald indess die Mittel der Anstalt es gestatten werden, soll zur Einrichtung einer Invaliditäts- und Alters-Versorgung geschritten werden, worüber nähere Bestimmungen vorbehalten bleiben.

Buchdruckerei von Gustav Schade (Otto Francke) in Berlin N.

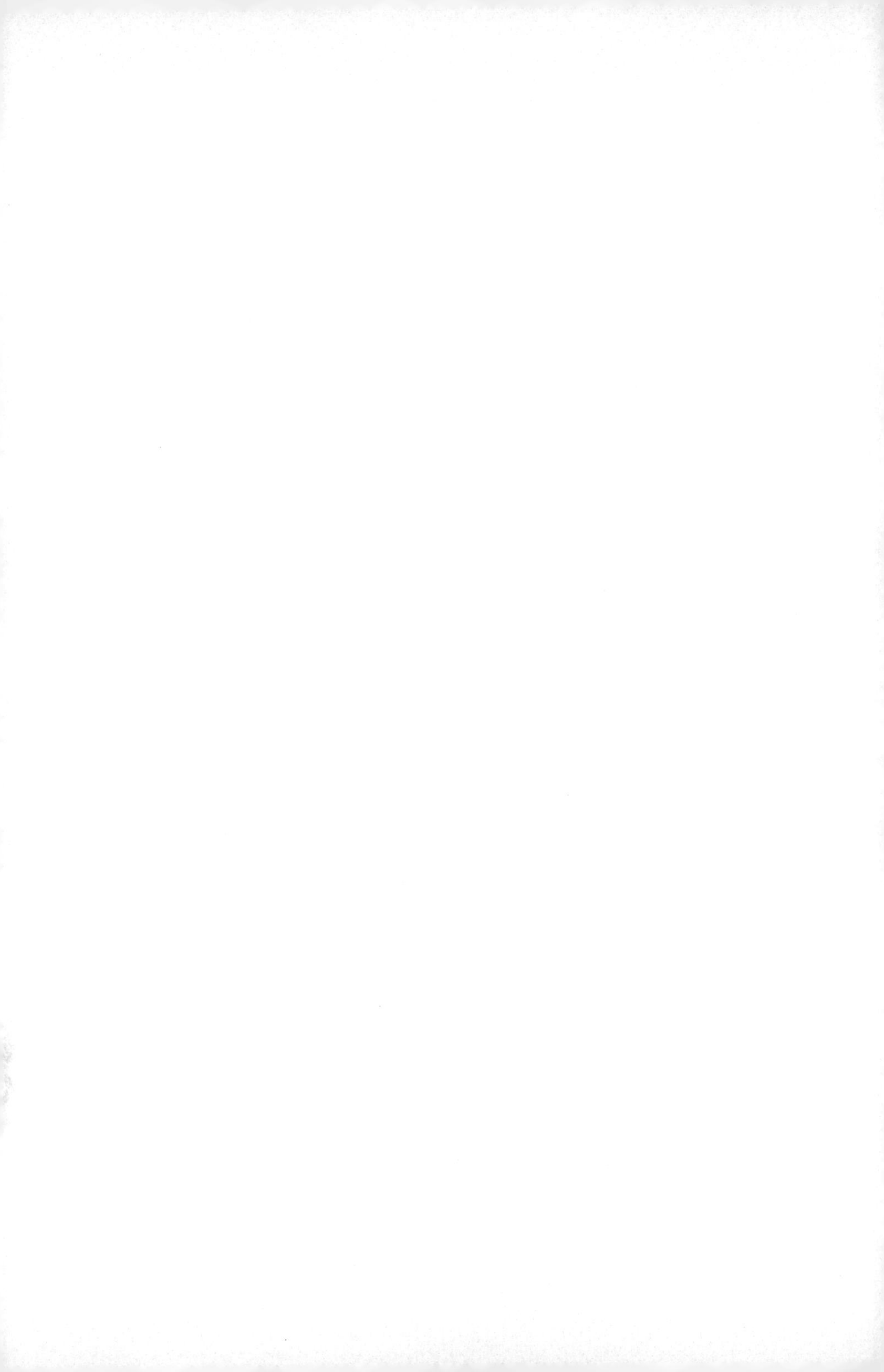